日本から薬が消える日

NEW MEDICAL MANAGEMENT

医薬品危機の論点！

国が取り続けてきた薬価抑制策が、人の命を救う薬を日本市場から消そうとしている？

社会福祉法人
日本医療伝道会衣笠病院グループ理事
武藤正樹
MASAKI MUTO

ぱる出版

はじめに

あかりをつけて、それを枡の下に置く者はいない（マタイによる福音書5章15節）

10年後、日本から薬が消えるかもしれない。

これまで日本では、薬はあたり前に手に入るものと思っていた。しかし、すでに薬が手に入らない時代となっている。

先進各国で使われている〝新薬の7割〟が日本では市場に出ていない。特に、抗がん剤にその傾向がはなはだしい。がん患者が、先進各国で使われている最新の新薬を国内で使おうとしても使えない。

後発医薬品も同様だ。2021年から始まった、後発医薬品メーカーの品質不祥事をきっかけに、4000品目にものぼる欠品や出荷調整が広がり、いまでは外来で薬を処方しても、薬局から「その薬ありません」と言われる時代だ。

どうしてこんな時代になったのだろうか。

医薬品は、いつの時代でも人の命を救う時代の光だった。その光がいまや消えかかろうとしている。

光が消えかかっている理由の一つは、これまで国が取り続けてきた薬価抑制策にあることは間違いない。医療費という財政のワクの中で医薬品をとらえ続けてきた弊害が今や、その光を消そうとしている。

冒頭に記した、「枡（ます）」とは、穀物を計る大きな枡のことで、財政のワクを意味する。今やこの枡によって、医薬品の光が覆い消されようとしている。

これから10年後、2030年代にも日本で新薬を創り続け、使い続けることができるのだろうか。

また、今や医療用医薬品全体の半分を占めて、医療のインフラとなった後発医薬品を滞りなくいつでも使える時代になっているのだろうか。

本書では、こうした医薬品にまつわる危機をみなさんと一緒に共有して、次なる医薬品の新たな10年を見据えていきたい。10年後に2023年を振り返った時、だれしもが「あの年が日本の医薬品の分岐点になった年」と考えるだろう。

2023年が、「光が枡の下におかれて、消え去った年であったのか」、あるいは「枡の覆いから解き放たれて、再び輝く年であったのか」、一緒に考えていこう。

2023年師走　横浜港南台にて

社会福祉法人 日本医療伝道会衣笠病院グループ理事　武藤正樹

日本から薬が消える日●もくじ

第1章 日本から薬が消える日

第2章 後発医薬品が消える日

第3章 薬価制度と流通の課題

第4章 魅力を失った医薬品ビジネスを復活させる課題克服策とは何か

第5章 日本から薬の光を消さぬために

第1章

日本から薬が消える日

日本から薬が消える日が刻々と近づいている。すでに、先進各国で上市されている新薬の7割が日本では上市されていない。後発品も、2021年の後発品企業の品質不祥事以来、4000品目に近い医薬品が欠品や出庫調整のために手に入らない。これから10年後、日本から医薬品が消え去るのではないか。

こうした危機感の中、2022年8月より厚生労働省で「医薬品の迅速・安定供給実現に向けた総合対策に関する有識者検討会」（以下、有識者検討会）がスタートした。有識者検討会ではこうした医薬品の危機的な状況を真正面から受け止め、有識者によって医薬品の流通、薬価制度に加えて、産業構造の在り方を、ゼロベースから見直す画期的な検討会だ。

●医薬品の迅速・安定供給実現に向けた総合対策に関する有識者検討会構成員名簿

（2022年9月22日現在、計12名、氏名50音順）

芦田耕一（株式会社INCJ執行役員ベンチャー・グロース投資グループ共同グループ長）
井上光太郎（東京工業大学工学院長）
遠藤久夫（学習院大学経済学部教授）（座長）
小黒一正（法政大学経済学部教授）
香取照幸（上智大学総合人間学部社会福祉学科教授）
川原丈貴（株式会社川原経営総合センター代表取締役社長）
坂巻弘之（神奈川県立保健福祉大学大学院教授）
菅原琢磨（法政大学経済学部教授）

成川　衛（北里大学薬学部教授）
堀真奈美（東海大学健康学部長・健康マネジメント学科教授）
三浦俊彦（中央大学商学部教授）
三村優美子（青山学院大学名誉教授）

21世紀の遺伝子技術や再生医療技術など、新たな医薬品の技術革新の中で、もはや20世紀の薬価制度は時代遅れになっている。

これから10年後の2033年に、2023年を振り返ったとき、「日本の医薬品制度の分岐点が2023年だった」と誰しもが思うような年になるかもしれない。

本章では日本から新薬が消える日を見ていこう。

1 なぜ薬が手に入らなくなったのか

これまで「薬はあって当たり前」と思っていた。しかし、その薬が消える日は現実のものとなりつつある。2020年、先進諸国で上市されている新薬243品目の7割にあたる176品目が日本では上市されていない。この未承認薬のトップは抗がん剤だ。すでに日本は、先進各国では使われている画期的な新薬が手に入らない国になっている。

後発医薬品も同様だ。2021年の国内の後発医薬品企業の品質不祥事を端に、2022年

8月には後発医薬品を中心として、およそ4000品目が欠品あるいは出荷調整で手に入らなくなった。最近では外来で咳止めや去痰剤を処方しても調剤薬局から「その薬ありません」と言われるのが日常茶飯事となった時代になってきた。

新薬も後発品も手に入らないのが当たりまえの時代にすでに突入しているのだ。このままでは、今後10年で日本の市場から薬はどんどん消えていくだけだろう。どうしてこんな事態になったのだろうか。

こうした医療用医薬品の危機的な状況に、2022年8月から厚労省で「有識者検討会」が、医政局医薬産業振興・医療情報企画課（旧経済課）を事務局として始まった。この有識者検討会の議論の跡を追ってみよう。まず新薬が手に入らなくなった事態を振り返ろう。

①2016年の薬価制度改革と新たなドラッグ・ラグ

事の発端は2016年の薬価制度改革だ。この改革の引き金になったのが、「オプジーボ」だ。2014年に承認されたメラノーマや肺がんに画期的な効果のあるオプジーボはバイオ医薬品でもありその薬価は高額だった。

当初1年間投与で1人あたり3500万円かかり、対象患者5万人に投与すると、なんと1兆7500億円にも上ると報道され大問題となる。

このため2016年12月、当時の塩崎恭久厚労相、麻生太郎財務相、石原伸晃経済再生担当相、菅義偉官房長官の4大臣の合意で「薬価制度の抜本改革」がスタートする。これによりそれまで2年に1回の市場実勢価格調査により見直されてきた薬価改定が毎年改定となった。毎年改定によりおよそ1900億円の医療費削減が期待された。

またこうした毎年改定に加え、既にあった市場拡大再算定や新薬創出加算などの要件を厳格化して、薬価を下方修正させるような仕組みとした。こうした仕組みにより確かにオブジーボの薬価は当初100㎎あたり73万円が17万円へと下落した。

こうした2016年から始まった薬価制度改革は、確かに新薬の薬価を下げることには成功した。実際に薬価下落率は2016年の抜本改革前の2・4％から、改革後の5・0％と2倍も加速した。しかし、それが市場に与える影響が甚大だった。有識者検討会では以下のように指摘している。

法政大学の菅原琢磨構成員によれば、2011年の旧薬価と新薬価の比較では、新薬価ベースでは6000億円程度の市場収縮が見られる。このうち8割は市場実勢価格に基づく毎年の薬価改定によるものだ。そして残り2割は市場拡大再算定による影響だという。

市場拡大再算定とは、年間売り上げが1000億円以上の医薬品について、「保険収載時の予測よりも大幅に市場が拡大した医薬品について価格を引き下げる」仕組みのことだ。

また有識者検討会の上智大学の香取照幸構成員によれば、2018年改定、2020年改定における新薬創出加算の見直しの影響も大きかったという。

新薬創出加算とは、革新的新薬の創出のために、一定の条件を満たした新薬に与えられる加算のことで、特許が切れるまで薬価を維持したり、下がりにくくしたりする加算のことだ。

2010年に導入当初は画期的な制度として製薬企業に歓迎されたが、次第に薬価引き下げに沿ったルール変更によって、当初のイノベーション評価の比率が減っている。特に２０１８年、２０２０年のルール変更が、事前に業界が意見を述べる機会もないままに行われたため、外資系の企業から不興を買った。

こうした薬価制度の抜本改革により、日本の医薬品市場は急速に縮小した。このため有識者検討会でも、日本の医薬品市場の悲観的な見通しが相次いだ。法政大学の小黒一正構成員は、日本の医薬品市場のマイナス成長の予測を提示している。先進10か国の中で、２０２６年までの医薬品市場の成長率見込みを見ると、米国２・５～５・５％、英国４～７％、仏４・５～７・５％とプラス成長するのに対して、日本はマイナス２％～１％（マイナス０・６％）と、唯一マイナス成長を見込んでいる。

市場縮小の理由は明確で、前述したように２０１６年の薬価制度改革による薬価下落である。新薬企業としては、日本で新薬を上市しても、開発経費を回収できる見込みが立たないことから、上市をためらうのは当然だ。実際に、２０２０年の日米欧の上市順位を見ると、日本は米国、欧州に次いで、第３番目に上市される医薬品の割合が65％を占めている。また日本では未上市品も17％もある。

内資系の製薬企業ですら、日本市場が魅力に乏しいので、新薬を国内で開発しても日本市場で最初に上市することを敬遠している。現在、先進各国の製薬企業の関心は日本より、成長著しい中国市場に向かっている。このままでは新薬が上市されないことによる新たなドラッグ・ラグやドラッグ・ロスは広がるばかりである。

有識者検討会ではこれに対して、法政大学の小黒一正構成員は、日本の医薬品市場成長率を「少なくともGDP成長率までに引き上げてはどうか」というマクロ経済スライドを提案している。

具体的には現在マイナス0・6％の医薬品市場成長率を、日本のGDP成長率のプラス2％までに引き上げてはという意見だ。これによって約1000億円の国内市場拡大が起きるとしている。また新薬のこれまでの薬価算定方式である原価方式や類似薬効方式を見直して、新薬企業に有利な企業申し出価格のような第三の薬価算定方式や、現行のベンチャー企業やスタートアップ企業に不利な新薬創出加算の企業要件の見直し等が有識者検討会で議論された。

②後発医薬品企業不祥事と後発品の供給不安

次に後発医薬品の供給不安問題を見ていこう。

2020年12月から2021年3月にかけて発覚した小林化工、日医工の品質不祥事に端を発する後発医薬品の供給不安は2021年8月には4000品目にも及び、依然としてその回復のメドは立っていない。

直接の原因は後発医薬品企業の品質法令違反ではあるが、背景には国の後発医薬品使用促進策による後発医薬品市場の急拡大があることには間違いないだろう。

後発医薬品使用割合の数量目標の導入や診療報酬上のインセンティブの導入により、後発医薬品市場は2005年以降急拡大して、2020年には数量シェアで全医療用医薬品の5割にまで達している。そしてその医療費削減効果は2021年には1兆9000億円にまで達した。

こうした市場の急拡大で後発医薬品企業の品質体制がおろそかになったというのは否めない事実だろう。

こうした供給不安の中でも後発医薬品企業の過当競争による安売りや、昨今の物価高騰、円安の影響もあり、後発医薬品の赤字品目が続出している。もともと後発医薬品の製造原価率は薬価が低い分、先発医薬品より高めだ。このため物価高騰のあおりを受けて、安定確保に必要な後発品696品目（94社）が不採算となっている。このまま放置すれば後発医薬品のさらなる供給不安をもたらすことは必至だ。

さらに毎年薬価改定は後発医薬品を狙い打ちする。毎年薬価改定では薬価と市場実勢価格の乖離率を基準に薬価を定めている。乖離率は2022年で7・0％である。この乖離率の高い品目は後発品のほうが新薬より3倍ほど多い。このため薬価改定では後発医薬品の乖離率が狙い打ちされる。特に薬価差益の高いのは薬価収載間もない新しく市場に出た後発品で、企業も市場占有を狙って安売り競争をする、医療機関も買いたたくということで、あっという間に後発品の薬価が下落する。これを放置すれば、原価割れする後発品が続出して、さらなる供給不安をもたらすことになる。

薬価という公定価格があるので、購入価との差の薬価差益が生まれる。診療報酬では技術料が安いので医療機関は薬価差益にその経営原資を求めることになる。さらに毎年の薬価下落で浮いた財源を診療報酬の技術料や人件費の本体部分の補填にも使われる。まるで薬価差益が財源を生む「打ち出の小槌」のようだ。

有識者検討会ではこうした構造に対して抜本的な見直し策として、たとえば、基礎的医薬品や安定供給の確保が必要な医薬品については、購入価で保険償還を行うという購入価償還方式も提案された。また国があらかじめ後発医薬品企業に供給量を指定し、その供給量を確保できる企業あるいは企業アライアンスを組むことを条件に、後発品の薬価を認める制度も議論された。

さてこうした中、2023年の中間年改定が2022年末の加藤勝信厚労相、鈴木俊一財務相、松野博一官房長官による三大臣合意で決着した。結論は、2023年度の中間薬価改定は2021年度の中間年の薬価改定と同じように、2021年の平均乖離率改定率7・0%を、前回同様の0・625倍すなわち乖離率4・375%超の品目1万3400品目、薬価で3100億円の引き下げとなった。ただし、不採算となっている1100品目の薬価引上げと、新薬のドラッグ・ラグ対策として、150品目の新薬創出加算の増額は認められた。しかし、これは応急手当であり抜本的な対策とはとても言えない。

さて日本の一人当たりGDPの下落が止まらない。日本は経済大国から経済中国、そして小国へと向かっている。創薬を行うこと、医薬品を安定的に供給できることは国の豊かさの裏付けが必要だ。経済が縮小する中で、医薬品の火をなんとか消さずに灯し続ける努力が必要だ。

〈参考文献〉

厚労省「医薬品の迅速・安定供給実現に向けた総合対策に関する有識者検討会」（2022年9月22日）

2 新たなドラッグ・ラグ

最近、かつてあったドラッグ・ラグが再燃しつつある。

ドラッグ・ラグとは海外で使われている新薬が、日本で承認されて使えるようになるまでの時差のことだ。こうした未承認薬は、日本では2010年時点で11品目あった。一方、アメリカ、イギリスは2品目と少ない。この差はどうして生まれたのだろう?

2010年当時のドラッグ・ラグは日本では、承認発売までにかかる時間が長いことが原因だった。

世界で初めて発売されてから各国における発売までの平均期間を比較すると、2010年のころは日本では4・7年もかかっていた。一方、アメリカは0・9年、イギリス1・2年、ドイツ1・3年と短い。

日本のかつてのドラッグ・ラグは、「治験の開始時期」「治験にかかった時間」「治験結果の審査時間」が、いずれも長かったせいだ。そこで国は以下の3つの施策で承認までの時間の短縮を図った。

1つは、製薬産業の取り組みとして、複数の国で同時におこなう国際共同治験を促進させた。

2つめは、国の取り組みとして、国内の治験・臨床研究ネットワーク体制を整備した。

3つめは、新薬の承認を行う医薬品医療機器総合機構(PMDA)の審査員を増やしたことだ。

こうした努力の結果、治験に要する期間や審査期間が短縮して、かつてのドラッグ・ラグはなんとか解消できた。

しかし、最近、再び新たなドラッグ・ラグが再燃しつつある。そしてその規模も大きくなっている。まずその実態と原因について見ていこう。

①新たなドラッグ・ラグの原因　その1【2016年薬価制度改革】

2016年ごろから世界で販売される新薬のうち、日本において未承認の医薬品の数が徐々に増え始めた。2016年には国内未承認薬は、117品目、欧米で承認されている医薬品の56%であったものが、2020には176品目、72%にまで増加している。**欧米で承認されている医薬品の7割が国内では使うことができない**という状況だ。

さらに、国内未承認薬の中で、上市予定もない品目も増えている。これらの品目はドラッグ・ロスとも呼ばれている。

新たなドラッグ・ラグでは、未承認薬の最も多い疾患領域は抗悪性腫瘍剤である。次いで、消化管及び代謝用剤、全身性抗感染症薬、神経系用剤、血液及び免疫調整剤と続く。特に抗悪性腫瘍剤では、2022年小児に適応のある抗悪性腫瘍剤は、米国では27品目も承認されているのに対して、日本ではたった2品目しかないというありさまだ。

新たなドラッグ・ラグの原因はなんだろう。それが前項でも述べた2016年の薬価制度の抜本改革である。この改革の引き金になったのが、高薬価の「オプジーボ」だ。このため

２０１６年12月、当時の塩崎恭久厚労相、麻生太郎財務相、石原伸晃経済再生担当相、菅義偉官房長官の４大臣の合意で「薬価制度の抜本改革」がスタートする。改革のポイントは前項で述べたように以下の３点である。

１つめは年４回の薬価見直しである。オプジーボは最初対象患者の少ないメラノーマで承認されたが、すぐに対象患者の多い肺がんに適応が拡大された。そのため販売額が急増した。この間２年間にわたってオプジーボの薬価の見直しはなかった。このため効能の追加などで販売額が急増した薬は、年４回新薬収載の機会を活用して薬価を見直すことにした。

２つめは毎年薬価改定である。それまでの薬価改定は２年に１度、診療報酬改定の年に合わせて、前年の薬価の実勢調査に基づいて行っていた。これを診療報酬改定年ばかりでなくその間の中間年にも薬価改定を実施するようにした。改定年では全医薬品の調査を行うが、中間年は大手卸売業に絞って薬価調査を行うこととした。

３つめは費用対効果の導入だ。ヨーロッパ等で行われている質調整生存年（ＱＡＬＹ）を用いた医薬品の費用対効果を薬価に反映させる仕組みを本格的に導入することになった。

この３つの対策の内、最も市場に影響を与えたのが、２つめの「毎年薬価改定」である。導入時点での経済財政諮問委員会の民間議員の試算では、毎年改定で毎年１９００億円の医薬品費の削減が行えるとの見通しだった。

こうした毎年改定に加え、２０００年から導入されていた、市場拡大再算定も薬価抑制に大きな効果をあげた。

市場拡大再算定とは、オプジーボのように市場規模が予想に比べて一定以上拡大した医薬品については、拡大率に応じて薬価を引き下げるという仕組みだ。導入にあたってメーカー側は「市場の拡大は、医療機関や患者のニーズに応えたことを意味している。にもかかわらず価格を引き下げるのはイノベーションを阻害するもの」と反対した。

しかし、中医協の薬価専門部会では、「メーカー側の意見は分かるが、国民皆保険を守るための仕組みとして理解してほしい」と国民皆保険を盾に押し切った。その後、さらに2008年には市場拡大再算定は、市場で競合している医薬品について公平な薬価改定を行うという観点から、「市場拡大再算定対象品と薬理作用が類似している医薬品」も対象に追加された。いわゆる「共連れルール」の導入である。これもメーカーから「他社品目の市場拡大によって、自社製品の薬価が引き下げられることで、研究開発の投資予測が立たなくなる」と批判が相次いだ。

実際にこうした毎年改定や市場拡大再算定が、薬剤師削減にどれくらいの効果を上げただろうか。

一般社団法人新時代戦略研究所（INES）では、2021年と2022年の市場を薬価ベースでの試算を行っている。2021年の旧薬価ベースでは10・6兆円であった日本の医薬品市場は、22年の新薬価ベースでは6000億円程度縮小している。その内訳は、毎年改定の影響が4800億円、81％程度、市場拡大再算定が1150億円、19％程度である。毎年改定の影響が極めて大きい。

そして薬価の下落率のスピードを見ると、2016年の薬価制度改革以降、そのスピードが速まっている。薬価制度改革以前の2011年度から2016年度は薬価の年平均下落率は

2・4％であったのが、2017年度から2022年度は5・0％に倍になっている（次頁の図参照）。このように、急降下する薬価と共連れルールのような、〝市場予測の立たない薬価制度〟により、新薬メーカーから日本の市場は敬遠されるようになった。

②新たなドラッグ・ラグの原因　その2【新薬の薬価算定方式】

新たなドラッグ・ラグの原因の2つめは、新薬の薬価の算定方式にある。

最近の新薬は、革新的な技術を活用した創薬技術・手法により、さまざまな治療手段の種別（モダリティ）が生まれている。

1990年代の創薬と言えば、化学合成による低分子薬が主流だった。それが2000年代に入ってペプチドや蛋白製剤のバイオ医薬品の時代に移り変わる。

さらにバイオ医薬品も2005年頃より抗体医薬の時代に変わる。抗体医薬品はリウマチやがんに治療革命をもたらす。

この抗体医薬も、2010年頃より次世代抗体医薬へと移り変わる。次世代抗体医薬とは、繰り返し何回も抗原と結合したり、1つの抗体が2種類の抗原と結合できるなど、様々な機能を付加したより高い効果を持つ抗体医薬品のことだ。

さらに核酸医薬や試験管内や生体内での遺伝子治療や、iPS細胞や間葉系幹細胞等の細胞医療へと医薬品の製造技術が大きく進化している。

こうした中で日本では新薬の薬価算定方式は、あいかわらず1990年代の化学合成で作ら

5年連続（2018-2022）薬価改定により薬価下落が加速

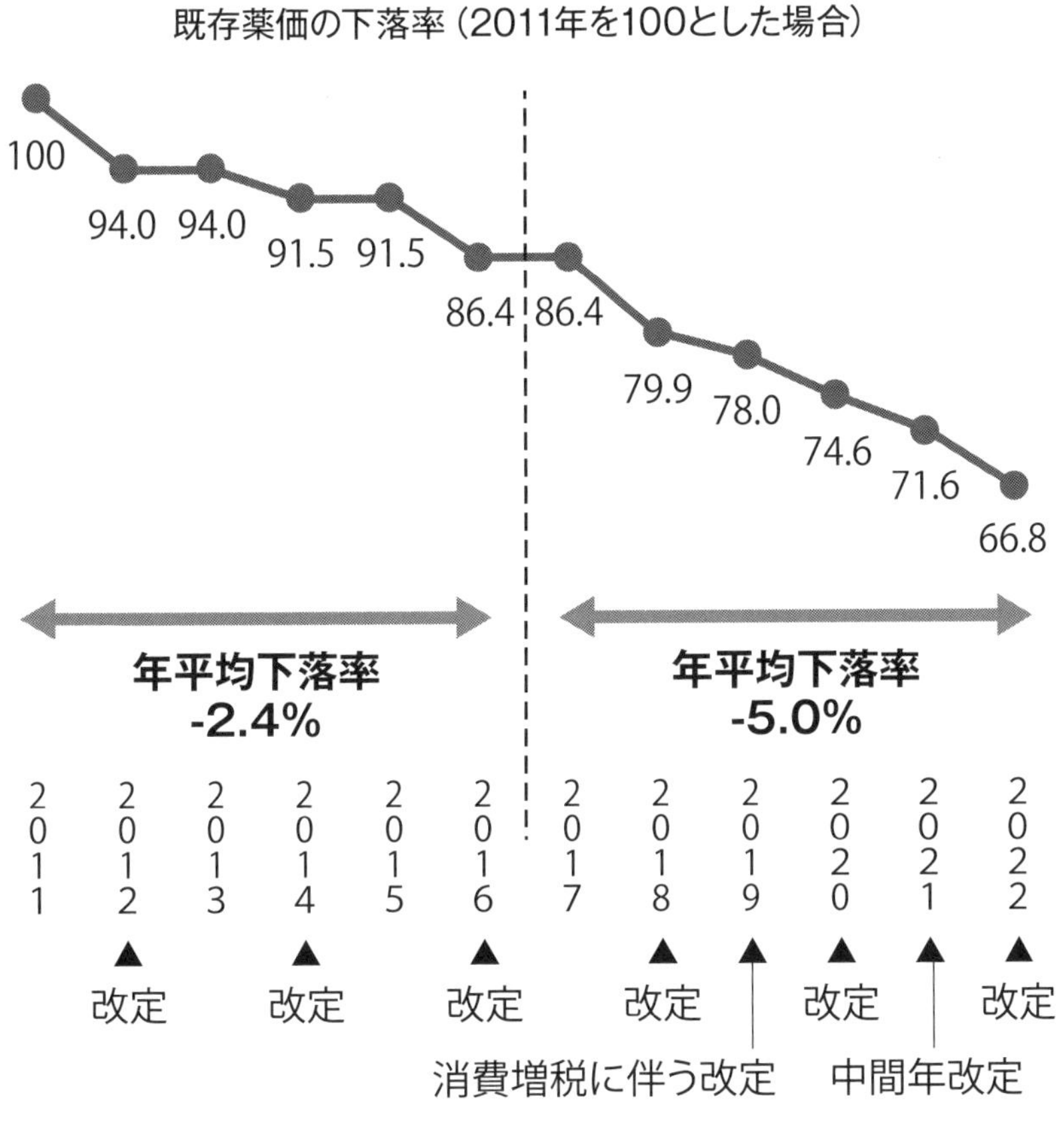

●出典：厚生労働省ホームページ、2022年9月22日、「医薬品の迅速・安定供給実現に向けた総合対策に関する有識者検討会」。議題「業界の現状と課題に係る関係団体ヒアリング」、資料4・p12より（※2021年11月5日・中医協薬価専門部会資料をもとに米国研究製薬工業協会作成）

れる低分子医薬の時代からの算定方式に固執している。その方式は以下の2つ、「原価計算方式」と「類似薬効比較方式」だ。

原価計算方式とは、新薬で類似薬がない場合に用いる方式で、製造原価（原料費、労務費、製造経費）や販売管理費（研究開発費、一般管理費、販売費）、流通経費を積み上げ、そこに製薬企業の利益を乗せた額を薬価とする方法だ。

一方、類似薬がある場合、類似薬効比較方式という方法で薬価の算定を行う。これは、対象疾患や作用機序、投与経路などが最も似ている最類似薬を基準に薬価を決める方法だ。「似た薬は同じような値段にする」という算定のしかたで、日本ではこれの2つが薬価算定の原則となっている。

特に医薬品の創薬技術や手法が大きく変化している中で、原価計算方式はもはや時代遅れだ。第5章でも述べるように、医薬品の価値は製造原価で測れるものではない。その医療費の削減効果による経済的価値、介護費の削減や生産性の向上を達成する社会的価値、さらに生活の質（QOL）改善を図る価値など金額換算が可能な価値でも測ることが必要だ。

さらに臨床的価値、疾患の重篤度や希少性などの価値、イノベーションなどの定性的な価値も加えて評価すべきだろう。こうした新たな価値体系から新薬の算定方式を見直すことが必要だ。

さらにこうした新しい算定方法で新薬の薬価を算定しても、特許期間中にその薬価が維持されなければ元も子もない。こうした新薬の薬価維持については、特許が切れるまで薬価を維持したり、下がりにくくしたりすることで、革新的新薬の薬価維持を図る新薬創出等加算が2010年に登場する。

新薬創出等加算とは、革新的な新薬の創出を促すため、特許期間中は市場実勢価格に基づく薬価の引下げを猶予する制度だ。

この新薬創出等加算は導入当初は新薬企業から歓迎の声をもって迎えられた。しかしこれも長くは続かなかった。２０１６年の薬価の抜本改革を経て、その要件が厳格化された。結局、適応される医薬品数は減り、新薬創出等加算の薬価下方修正が起こり、現在では、導入当初よりその薬価維持効果が減ってしまった。

特に新薬創出等加算では企業の新薬開発実績を評価する「企業要件」を、製品の革新性を評価する「品目要件」よりも優先したことから、新薬開発実績のないベンチャー企業やスタートアップ企業が不利となった。

③日米欧の薬価制度比較から見えること

ではこうした現状を米欧と比較してみよう。

まず日米欧における新規収載時の薬価比較を見てみよう。各国と比べて日本では薬事承認された医薬品は、速やかに保険適用され国民に届けられるというメリットがある。こうした国は少ない。たとえば英国では、国立医療技術評価機構（ＮＩＣＥ）が費用対効果などの医療経済評価によって、軽症のアルツハイマーに対してアリセプトの保険償還を当初認めなかったこともある。

フランスも費用対効果で評価後、国と企業の交渉で新薬の薬価算定を行う。またフランスでは費用対効果の評価に基づき新薬の償還価格も決めている。

ドイツでは薬事承認後は自由価格で販売し、市販後調査で追加的に有用性評価を行い、国と企業の交渉により保険償還価格を決めている。

米国は自由薬価の国なので各保険者が企業との交渉により償還価格を決めている。

一方、日本では新薬の保険収載は速やかだが、その収載時価格は欧米に比べて低い傾向がある。有識者会議の法政大学の菅原琢磨構成員の資料から見てみよう。欧州での収載時薬価を1とし、原価計算方式で算定された新薬と類似薬効比較方式で算定された新薬を比べてみると、日本ではいずれも1を下回っている。とくに原価計算方式で算定された薬価が低い傾向にある。

次に新薬収載後の価格見直しについて日米欧の比較を見ていこう。日本では前述のとおり新薬創出等加算以外の医薬品については、毎年の薬価改定により市場実勢価格に応じて薬価引き下げが行われている。

これに対して英国では一定の利益率の範囲内で企業が自由に薬価を設定している。ただし、医薬品が、一定の予測成長率を超えた分は企業が国に払い戻しを行う。

フランスは5年ごとに有用性評価の結果に基づき、国と企業の間で再交渉を行っている。ただし全体の薬剤費支出が目標額を超えた場合、企業が還付金を国に支払う。

ドイツは適応追加があった場合に有用性評価を行い、国と企業で再交渉を行う。米国は適応追加や類似の医薬品の価格変更が発生した場合、状況に応じて保険者と企業で再交渉が行われる。

こうした制度の違いはあるが、共通しているのは特許期間中に薬価を維持することは先進各国のスタンダードである。しかし、日本だけが特許期間中の薬価が維持される品目の比率が少ない。米国では特許期間中の薬価維持は１００％維持、英国75％維持、ドイツ67％維持であるのに対して、日本では17％程度である。このように、日本では、新薬の薬価算定の薬価レベルは国際的に見て低く、また特許期間中の薬価維持がなされていない国であることは明らかである。

④海外新薬メーカーだけでなく、国内メーカーにも敬遠される日本市場

以上見てきたように、我が国の医薬品市場は国際的に見ても、新薬を上市する市場としては魅力のない市場だ。

次頁の図は、医療用医薬品の世界売り上げ上位300品目の、2020年の日米欧上市順位を表したものである。日本では、米国、欧州に次いで3番目に上市される医薬品の割合が65％を占めていて、ドラッグ・ラグを生んでいる。未上市品も17％もある。この未上市品は、将来にわたって上市されることがなければドラッグ・ラグどころかドラッグ・ロスともなる。

このため国内の内資系新薬メーカーですら、国内市場が魅力に乏しいので、新薬を開発しても日本市場で最初に上市することを敬遠している。国内メーカーにも見放された日本の医薬品市場ということだ。

同様の意見は、2021年1月の日本製薬工業協会岡田安史会長が「欧米の医薬品の国内投入の遅れによるドラッグ・ラグの兆しが起きている」と述べたことや、2021年11月米国研究製薬工業協会（PhRMA）のジェイムス・フェリチアーノ氏の次の意見にも見て取れる。「日本の医薬品市場は主要国の中で最も魅力がない。その最大の要因は、度重なる薬価引き下げにより、研究開発に投じた費用を回収できるのか不明瞭なことだ」。

医療用世界売上上位300品目（2020年）の日米欧上市順位

米国・欧州に次いで、3番目に日本国内に上市される
医薬品の割合が65%を占める。

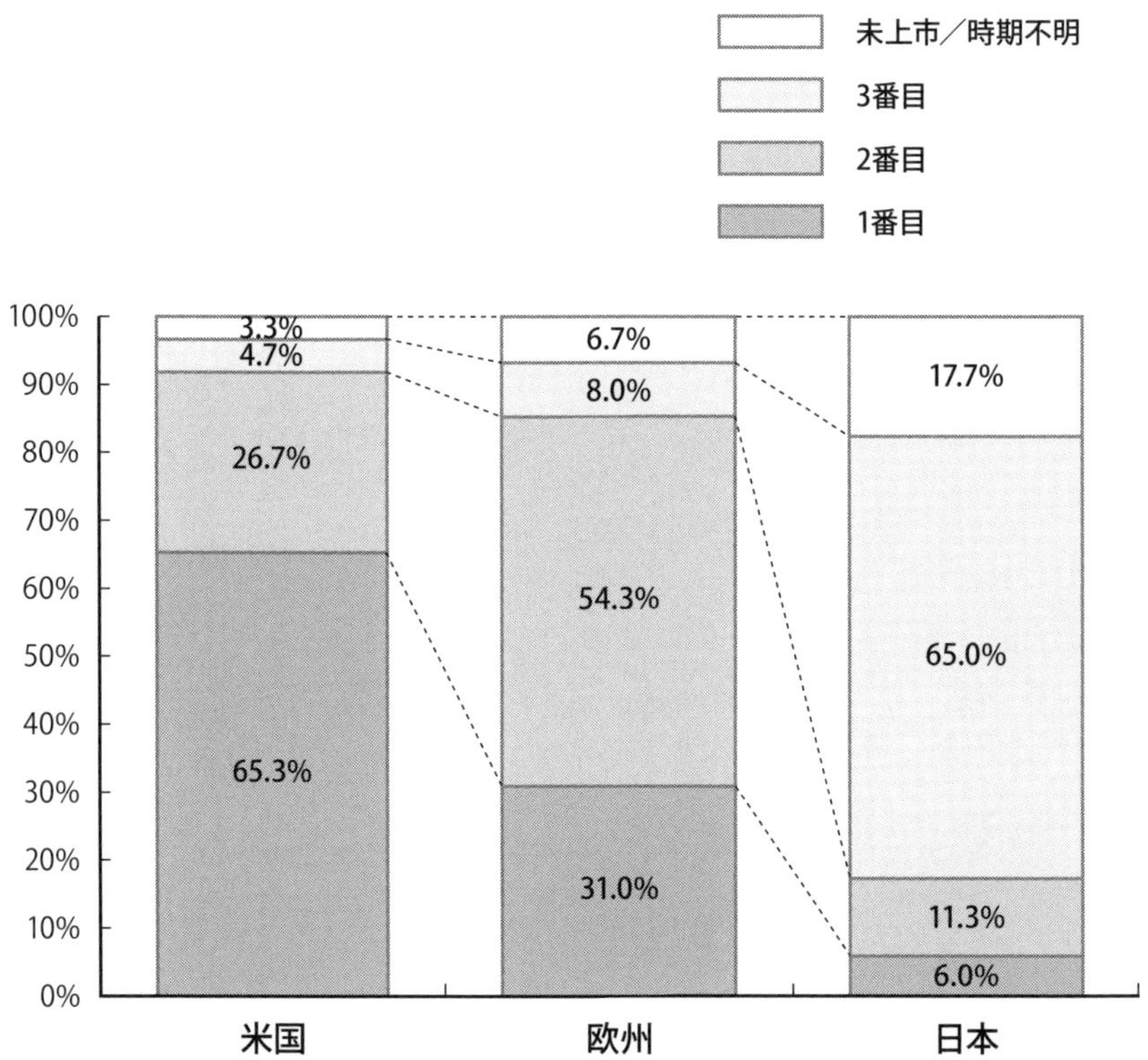

注：
1）上市に関するデータは2021年6月時点
2）欧州とはEvaluate　Pharmaが定める"Europe"である『フランス、ドイツ、イタリア、スペイン、スイス、トルコ、イギリス、及びその他ヨーロッパ諸国』を指す。
出所：Evaluate Pharmaのデータをもとに医薬産業政策研究所にて作成

各国で上市している新薬が、日本では上市もされずに素通りしていく。このまま放置すればドラッグ・ラグやドラッグ・ロスはどんどん進行し、日本人が新薬の恩恵を受けられなくなることは明らかだ。

〈参考文献〉
厚生労働省「医薬品の迅速・安定供給実現に向けた総合対策に関する有識者検討会」。「業界の現状と課題に係る関係団体等ヒアリング」（２０２２年９月22日）
厚生労働省「医薬品の迅速・安定供給実現に向けた総合対策に関する有識者検討会」。菅原構成員資料より抜粋（２０２２年８月31日）
厚生労働省「医薬品の迅速かつ安定的な供給のための流通・薬価制度に関する有識者検討会資料」（２０２２年８月31日）

3 日本で創薬ベンチャーが育たないワケ

近年、欧米で開発される新薬の多くは、アカデミアやベンチャー企業がそのシーズを創出し、製薬メーカーがそれを実用化するという体制が確立している。

実際に、２０２１年には世界の新薬の53％が新興ベンチャー企業により開発されている。しかし、日本はその流れに乗り遅れ、創薬ベンチャー企業数の占める割合は世界の中でわずか２％

しかない。

一方、急速にその数を伸ばしているのが中国で5年間で11％にも増えている。わが国ではこうした創薬ベンチャーが育っていないことが、国内での新薬創出に影響を与えている。

①日本市場の創薬ベンチャーの現状

２０２３年1月13日の有識者検討会では、こうした欧米や中国に劣後する我が国の創薬ベンチャー企業の課題とその支援に関する検討が行われた。有識者検討会では、創薬ベンチャー企業のテーマに関して以下の有識者、関係企業等からヒアリングが行われた。官民出資の投資ファンドのＩＮＣＪ、三菱総研の医療系ベンチャーサポートのＭＥＤＩＳＯ、希少疾病医薬品のベンチャー企業のアミカス・セラピューティクス、遺伝性希少疾病医薬品のベンチャー企業のリボルナバイオサイエンス。

まず、有識者検討会における、株式会社ＩＮＣＪの芦田耕一氏のヒアリングから見ていこう。芦田氏は同時に有識者会議の構成員でもある。芦田氏によれば創薬スタートアップ企業を取り巻くエコシステム（企業生態関連図）は次頁の図のようである。


創薬スタートアップ企業には以下の３類型がある。

１つめは、創薬スタートアップ企業が創薬シードをアカデミアから導入し、国内の製薬企業に技術ライセンスとアセット（開発パイプライン）を導出、ライセンスアウトする。いわゆるライセンスアウト型の創薬ベンチャー企業で、日本に多いタイプである。

革新的な医薬品の迅速な導入のためのエコシステム

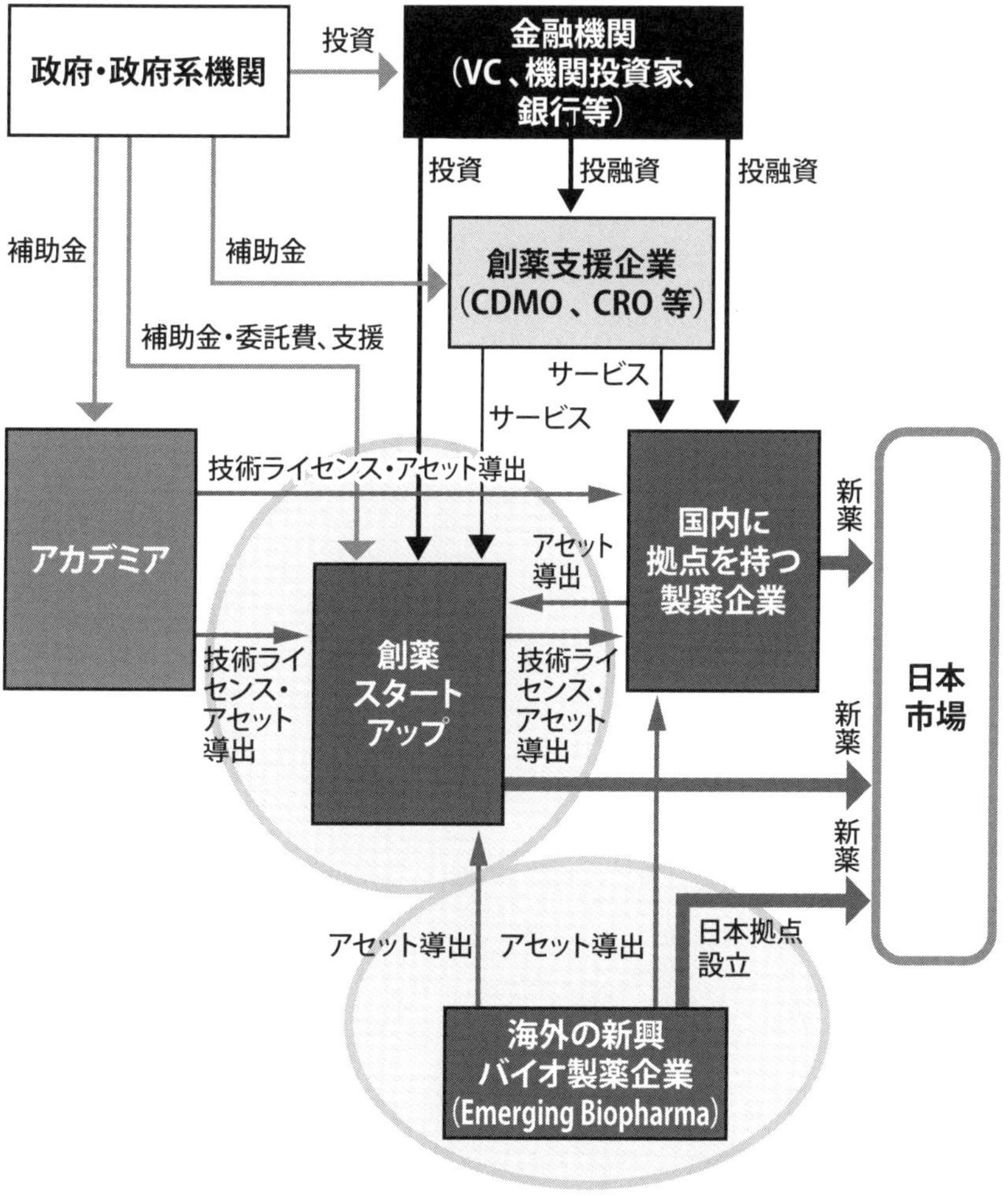

●出典：厚労省「医薬品の迅速・安定供給実現に向けた総合対策に関する有識者検討会」（2023年1月13日）

2つめは、創薬スタートアップ企業が海外の新興バイオ製薬企業から有望なアセットを導入、ライセンスインし、国内に拠点を持つ製薬企業にアセットを導出し、新薬を送り出す。いわゆるライセンスイン型の創薬ベンチャー企業である。これも日本においても比較的多いタイプである。

3つめは、欧米に最も多くみられ、また希少疾患医薬品（オーファンドラッグ）開発企業に多いタイプで、シーズ開発から医薬品としての開発、自社販売まで一貫して行う創薬パイプライン型がある。日本ではこのタイプの創薬ベンチャー企業は少ない。

そしてこうした創薬ベンチャー企業を支援するＣＲＯ（医薬品開発業務受託機関）やＣＤＭＯ（医薬品受託開発製造機関）、またその資金調達を行うベンチャーキャピタル、機関投資家、銀行等よりエコシステムが成り立っている。

こうした日本の創薬スタートアップ企業の課題について見ていこう。その課題は以下の4点である。

・アセットの少なさ
・投資資金の少なさ
・専門人材の少なさ
・創薬スタートアップ企業およびベンチャーキャピタルのグローバル化の遅れ

●課題１・アセットの少なさ

まず、アセットの少なさを見ていこう。日本のスタートアップ企業が開発した新薬の数を契約数からみると、日本の創薬スタートアップ企業と製薬企業とのアライアンス契約は年間30件程度で、世界の年間アライアンス契約件数２０００件から見れば１・５％と極めて少ない。

しかし、近年、徐々にではあるが増加はしてきている。中でも大型のアライアンス契約については海外メーカーとの契約が目立つ。しかし、日本の創薬スタートアップ企業がまるごと製薬企業に買収されるような例は非常に少ない。つまり国内には見るべきアセットが乏しいのだ。

●課題２・投資資金の少なさ

次に投資資金の少なさを見ていこう。日本で上場している創薬スタートアップ企業39社の時価総額の中央値は１０８億円である。

証券市場では、資金調達は時価総額に比例する。このため時価総額が小規模の日本のスタートアップ企業は、研究開発に十分な資金量を集めきれていない。日本と米国ではベンチャーキャピタル投資を始めとして創薬ベンチャー企業の資金調達額には大きな差がある。

●課題３・専門人材の少なさ

次に専門人材について見ていこう。米国の創薬スタートアップ企業の経営層はほぼ製薬企業の出身者で占められ、博士号、医師、ＭＢＡなどの研究やビジネスの専門性を有する者が多い。

一方日本ではこうした専門人材の割合が低い。

●課題4・グローバル化の遅れ

そして、創薬スタートアップ企業およびベンチャーキャピタルのグローバル化の遅れ、である。革新的新薬は基本的にグローバル展開可能なものである。しかし、日本では国内のみで開発している事例が少なくない。また、人材及び資金などのリソースの調達が国内に限定されていて、グローバル化とは程遠い。

②創薬ベンチャーの課題とその対応

こうした現状から、以下の対応が必要だ。

まずアセットを増やすことだ。この対応としては、アカデミアのアセット創出の研究開発の拡充が必要だ。アカデミアにおける創薬基盤技術の研究や、疾患原因・標的分子の研究の一層の充実が必要だ

それに加えて、創薬基盤技術を用いた創薬研究の推進を強化することだ。創薬基盤技術の開発者と疾患原因・標的分子の研究者との間の共同研究をより推進し、アセットの創出を増やすことだ。

これには海外開発及び海外リソース活用が必要だ。国内スタートアップ企業の構想力の向上と企業価値向上と投資の呼び込みには、海外での開発、そしてグローバルに事業を展開している国内外の製薬企業とのアライアンスが必要だ。

また、海外のエコシステムを活用するために、日本の創薬ベンチャー企業が海外法人を設立することも選択肢の一つだ。

創薬スタートアップ企業における専門人材の確保は、業界の人材流動化が必要だ。また専門

的知識・見識や経験の共有化を図るために、製薬企業の従業員、アカデミアの研究者や公務員、たとえば日本医療研究開発機構（ＡＭＥＤ）、医薬品医療機器総合機構（ＰＭＤＡ）などの公務員が創薬スタートアップ企業やベンチャーキャピタル等と兼業・副業を行うことを認めることが必要だ。

次に有識者検討会では、三菱総合研究所の医療系ベンチャー・トータルサポート事業（ＭＥＤＩＳＯ）の川上明彦氏よりＭＥＤＩＳＯの説明があった。

ＭＥＤＩＳＯは、創薬の研究段階から製品化段階まで、また法人化前からグローバル展開までの成長ステージに応じたベンチャー支援を提供している。主な支援は様々な専門家による相談体制だ。それ以外にも知財戦略や出口戦略調査、人材交流事業などをベンチャー企業やアカデミア向けに行っている。これらの相談対応や各種支援は無料で提供している。相談対応については各分野の専門家70名程度の人材プールを保有していて適宜対応しているという。また創薬ベンチャーやアカデミアの担当者がＰＭＤＡとの面談に慣れていない場合は、面談にＭＥＤＩＳＯの専門家が同席してサポートをしている。

ＭＥＤＩＳＯの相談実績をみると、２０１８年2月の立ち上げ以来、5年弱で１０３８件の相談に対応している。相談者全体に占めるベンチャー企業の割合は58％、アカデミアの割合は17％で、製品種別では医薬品が24％、医療機器が47％、再生医療等製品が9％となっている。医療機器ではＳａＭＤ（プログラム医療機器）の相談が増えているという。全案件で多い相談は法規制対応が51％、資金調達が33％、事業計画が32％であった。医薬品は他製品と比較して資金調達、知財戦略の相談割合が高い。

ＭＥＤＩＳＯによる成功事例としては、製造販売承認・認証の取得、資金調達の成功、ライセンス契約の締結等が挙げられる。

一方、困難事例としては、薬機法等関連法規の品質システムの要求事項を満たしていないことによる、非臨床試験・臨床試験のやり直し等がある。

また、特許出願に関しては正しい専門性を持った弁理士に依頼することが重要で、特に先端分野である医療機器プログラム分野では要注意とのことだ。その他、資本調達における失敗例などがある。

また、ＭＥＤＩＳＯの啓発活動としては、医療系ベンチャーやアカデミア向けのセミナーの実施、またジャパン・ヘルスケア・ベンチャーサミットでイベントブースの出店やセミナー等を企画している。

医療系ベンチャーはその事業特性から課題が山積している。

医療分野でイノベーションを起こすには高度な科学技術の知識を必要とし、高い開発リスクを伴うことを覚悟すべきだ。

また、開発に長期間を要し、多大な資金が必要だ。また国内の薬事、公的保険等が参入障壁として働く場合があるのでその理解が必要だ。またベンチャー企業の人材育成にも多大な時間とコストを要する。しかし、医療系ベンチャーを支援する公的支援機関も充実してきたので、こうした支援機関を適切に活用することが必要だとのことだ。

③創薬ベンチャー企業の「医薬品開発から上市」までの費用の問題点

次に有識者検討会では、実際に活躍する創薬ベンチャー企業の例を取り上げている。アミカス・セラピューティクスの海老原恵子薬事本部本部長がヒヤリングに登壇した。同社の創業者のジョン・クラウディは、自分の子供が希少疾患のライソゾーム病の一種であるポンペ病にり患したことより、この疾患の治療法の開発のため、異業種より参入して同社を起業した。同社は2020年現在、遺伝性希少疾病医薬品の開発を行う世界約30か所に展開するバイオテクノロジー企業だ。

ベンチャー企業による医薬品開発から上市までを費用の観点から見ていこう。

●人員の問題

海老原氏によると日本での最初の医薬品開発を行う場合、成功の可否の判断が難しく、リスクを避けるためにも先行投資の人員を最小限に絞らざるを得ないという。代表取締役といわゆる3役と呼ばれる総括製造販売責任者、品質保証責任者および安全管理責任者と開発要員の設置を最低限行う。このように人員が限られているため、外部のCRO（医薬品開発業務受託機関）を利用する必要がありそのための費用がかさむ。

●治験の患者リクルートの問題

希少疾患のため治験の患者リクルートにも時間とコストがかかる。患者リクルートのため患者・市民参画（ＰＰＩ：Patient and Public Involvement）の取り組みを行っている。それには一般社団法人ＰＰＩ ＪＡＰＡＮの助けを借りた。ＰＰＩ ＪＡＰＡＮでは、患者やその家族、市民の経験や知見・想いを積極的に将来の治療やケアの研究開発、医療の運営などのために活かしていこうとする団体だ。また患者会との連携も必要となる。同社の場合は日本ライソゾーム病患者家族会協議会と共同し、新薬の安全性有効性の情報を患者家族に提供している。

●患者登録システムの問題

臨床試験における患者登録について、国内の患者数が公表されていないため、開発の意思決定に時間がかかる。このため、患者登録システムを構築し、患者数を公表できる仕組みが必要だという。たとえば、行政レベルでは指定難病データベースのように、日本の難病患者数に関するデータを保有していると考えられる。こうしたデータベースの利活用をして希少疾患のデータベースの構築が必要だ。

●希少疾患医薬品の臨床試験の問題

日本では希少疾患医薬品（オーファンドラッグ）の開発においても、日本人の症例の臨床試験への組み入れを要求されることが少なくない。希少疾患における日本人症例の組み入れには手間がかかる。このため日本における開発開始の優先順位が低くなり、開発着手が遅れる。また欧米の申請資料を日本ではそのまま使用できないことから、他の国と比べて申請準備から承認申請まで時間がかかり、そのため費用も高くなる。

●ベンチャーに就職希望する人材確保の問題

企業の専門人材確保にも苦労する。日本人は安定型の就職を希望する傾向があり、ベンチャーに就職希望する人材は多くはない。また薬事・薬価制度等のエキスパートの育成には時間を要すること、本社とのコミュニケーションに外国語のスキルが求められることも人材確保の障壁になっている。

次に、遺伝性希少疾患を対象とした、ＲＮＡ標的経口治療薬の研究開発を行うリボルナバイオサイエンスの例を見ていこう。

同社は、武田薬品工業株式会社内でバイオベンチャーを起業支援するプログラムにより、２００８年に武田薬品工業株式会社よりスピンアウトして創業した。有識者検討会のヒアリングでは、リボルナバイオサイエンスの富士晃嗣氏代表取締役が登壇した。富士氏によると、希少疾患を対象とした臨床試験は、非希少疾患対象薬の開発に比べ、期間が長く、費用もかさむという。

理由は患者リクルート、専門的な医療機関やＣＲＯ、専門人材の確保が必要であるからだ。またバイオベンチャーの臨床開発に必要な点は資金と臨床開発のチーム形成だ。資金についてはベンチャーキャピタルや、同業種からのコーポレートベンチャーキャピタル、エンジェル投資などがある。またＡＭＥＤを代表とする補助金、助成金がある。

そして、臨床開発チームの形成では、ＣＲＯの選定や臨床開発責任者の採用、患者のリクルートのための専門医ネットワークや患者団体が必要だ。希少疾患を対象とした臨床試験の実施ハードルは次のようになる。

■希少疾患を対象とした臨床試験実施に必要なもの

◎安定的かつ十分な資金調達環境　↓　**十分な資金を調達するハードル**

エクイティファイナンス

・ベンチャーキャピタル（Exit 戦略）

・コーポレートベンチャーキャピタル（サポーター／コンペティター）

・エンジェル投資

補助金・助成金

・AMED（アカデミア／ベンチャー／大企業）

借入れ・融資

◎臨床開発機能　↓　**臨床開発チームビルディングのハードル**

CROの選定

臨床開発責任者の採用

◎患者のリクルーティング　↓　**臨床開発チームビルディングのハードル**

専門医のリクルーティング

患者団体

※出典：厚労省「医薬品の迅速・安定供給実現に向けた総合対策に関する有識者検討会」（2023年1月13日）を

元に作成

以上のような観点から、同社では創薬プラットフォームから見出されたパイプラインを製薬企業に早期に導出するビジネスモデルを採用している。

臨床試験は製薬企業が主導し、非臨床研究は自社単独もしくは共同で実施することで早期の事業化を目指している。こうしたパイプラインの早期導出に必要なものは、パートナー製薬企業との良好な関係、充実したパイプラインに尽きる。

また、早期導出する上で、特許の権利化が進んでいないケースもあるので、特許戦略など知的財産戦略もカギとなる。また、臨床試験の成功確率が高いと類推できるデータを、非臨床段階で取得する必要がある。さらに、それに必要な創薬研究人材の確保、有限な資源と資金を有効に活用するコストリダクションの体制が必須だ。

革新的な医薬品創出に対して、ベンチャー企業が行うべきことは以下の3点だ。

- 独自技術やアセットの研さん
- オープンイノベーションの推進
- 成功事例の蓄積

海外の製薬企業ではジェネンテックやバイオジェンのようにベンチャー企業から大企業に成功した成功事例が多々ある。またＩＴベンチャーのように他業種に学ぶことも多い。

また行政への期待としては、臨床試験にかかわる規制緩和による国内臨床試験実施の推進、特許制度、薬価制度におけるバイオベンチャーへの優遇措置、バイオベンチャーと提携する製薬企業へのインセンティブ、補助金・助成金の充実だ。

④革新的創薬に向けた厚労省の取り組み

有識者検討会では、ヒアリングのあと厚労省事務局より、革新的創薬に向けた現状の取り組みついての説明があった。

製薬企業、ベンチャー企業、アカデミアの創薬エコシステムの構築促進、バイオ医薬品・再生医療等製品の進展、医療情報のデータ基盤充実・活用環境の整備、臨床試験の効率化や承認審査のさらなる迅速化等。ここではその中で医療情報データ基盤技術・活用環境の整備と臨床試験の効率化について取り上げよう。

クリニカル・イノベーション・ネットワーク（CIN）事業が予算化され実施中である。CIN事業とは、疾患登録システム（患者レジストリー）を臨床開発に活用して創薬に貢献する事業のことだ。世界的に創薬にかかるコストが高騰している。タフツ大学の試算によると1新薬当たり約3000億円を要すると言われている。

これに対して、近年では前述の疾患登録システムを活用した新たな臨床開発の手法が開発されている。スウェーデンでは、ナショナルレジストリーを活用した無作為化比較臨床試験を実施し、1症例当たりのコストを7000円までに切り詰めることに成功した。

国内でも国立がん研究センターをはじめ、各ナショナルセンターにおいて、2014年から疾患登録システムの構築を開始している。

疾患登録はがん、循環器病、小児希少疾患、精神疾患等の疾患登録システムを運用している。この疾患登録システムを治験・臨床研究に最大限活用するため、関係機関のネットワークを構築し、産学連携による治験コンソーシアムを形成して、疾患登録情報を活用した臨床試験方法を開発している。これらの取組により、国内開発の活性化を促すとともに海外メーカーを国内開発へ呼び込むことを目指している。

もう1つは分散型臨床試験（ＤＣＴ：Decetralized Clinical Trial）だ。オンライン治験ともいう。２０１１年、米国のファイザー社が完全オンライン治験を行い、話題となった。当時はまだ技術や法規制の面で課題が多かったが、最近ではオンラインやウェアラブルな検査機器の進歩で状況が変わりつつある。またコロナのパンデミックとも重なり、治験実施医療機関に患者が来ることができなくなったこともあり、海外では２０１5年ごろからＤＣＴが一気に進んだ。

我が国でもようやく２０２２年6月の内閣府の規制改革実施計画に「在宅での治験の円滑化」として取り上げられた。

ポイントは以下の3点である。

１つめは、これまで対面が原則だった被験者（患者）への説明と同意が一定条件下でオンラインでも可能なようにすること。

２つめは、これまで治験を行う医療機関から治験薬を患者に渡していたが、製薬会社から患者に治験薬を直接配送することができるようにすること。

３つめは、在宅治験において必要となる訪問看護師等の活用について整理し必要な処置を実施すること。

こうした分散型臨床試験の普及が患者リクルートを促進し、新薬の治験の効率化にもつながる。

⑤有識者検討会における意見交換

最後に、有識者検討会における、以上のヒアリング後の構成員の意見交換を見ていこう。

有識者検討会の、東京工業大学工学院長の井上光太郎構成員からは、以下の質問があった。「日本の創薬スタートアップのアライアンス契約のうち、大型契約は主に外資系に集中している理由は何か？」

これに対して当日ヒアリングに登壇した芦田耕一構成員は、「特に米国系の海外メガファーマと日本の製薬企業での違いは、やはり企業規模、規模の小さな日本企業は資金制約というより売上高や収益でどれだけリスクを負えるかに違いが出てくる」。また、「東京証券取引所の上場のガイドラインでは、基本的には複数のパイプラインがあること、製薬企業と提携が出来ているなどの要件が必要だ。東京証券取引所は保守的なガイドラインで、米国では投資家が付くと考えれば上場させるという証券市場の違いもある」と述べている。

また、井上光太郎構成員からは、「大学と企業、バイオベンチャーまたは製薬企業とのマッチングがうまく機能する仕組みが必要だ。これらの仲介する公的サービスの全体像が伝わってこない」と述べた。

これに対して川上明彦参考人（ＭＥＤＩＳＯ）は、「臨床研究中核病院を持つ大学との連携以外にも工学系や薬学系の大学との連携も始まっている」。また、厚労省からは、「行政からの支援政策の全体像がわかりにくいというご意見は前からいただいている。MEDISOを通じた情報提供支援を通じて、できるだけ分かりやすい情報提供を行っていきたい」と述べた。

法政大学の小黒一正構成員からは、「芦田先生の資料で衝撃的だったのは、創薬ベンチャーの供給元の人材が圧倒的に製薬メーカーだという話があった。日本の創薬ベンチャーも人材を外から引っ張ってきてやってはどうか？」と尋ねたのに対して、芦田構成員は「人材は非常に重要な要素だ。特に米国の人材を活用することが必要だ。日本から米国で現地法人を作りそこで人材を獲得し、資金を獲得するという方法も必要だ」と述べている。またリボルナバイオサイエンスの富士参考人は「国内の製薬企業の人材流動性は、まだ海外に比べて低い。ただ日本の製薬企業は、特に研究、企業の研究所出身の研究者は、まだまだ製薬企業の中に数多くいる。こうした人材を活用することができればよい」と述べている。

青山学院大学の三村優美子構成員は、「患者データ、患者会のような患者支援が必要だ。また治験の第2相から第3相に移る時の患者のリクルーティングが大きなネックだ」。

これに対してアミカス・セラピューティクスの海老原参考人は「欧米では治験に入ることは自分のためというよりは、自分の子供や孫のために良い薬を出せると言う方が多い。日本でもそうした考えで治験に臨んでいただけるような場があればいい」と述べている。

神奈川県立保健福祉大学の坂巻弘之構成員は、「ベンチャー支援は以下の3つに分けられるだろう、１つめは、アカデミアのシーズから開発パイプラインに乗せる段階、２つめは、その事業化の段階、３つめは、ベンチャー企業の育成だ。１つめのシーズが基本的に少ないのか？その後の（資金の）死の谷を乗り越えられないのか？　２つめはパートナー企業が事業化する力に問題があるのでは？　３つめはベンチャー企業がすべてを行わなければならないのか？海外のようにＣＲＯやＣＤＭＯが少ないのではないか？」。この坂巻構成員の質問に対して芦田構成員は、「アカデミアのシーズは、米国と比べればやはり少ないのが実情だ。研究費や研究者人口の差だ。２つめの製薬企業の事業化する力は個別性が高いので、日本企業をひとくくりにして議論するのは難しい。３つめのＣＲＯ、ＣＤＭＯについては、創薬スタートアップ企業がすべてをやることではない。ＣＤＭＯについてはワクチン戦略の中で整備しようとしている」と述べている。

北里大学の成川衛構成員は、「ベンチャー企業のメリットについて聞きたい。リボルナバイオサイエンスは武田薬品からスピンアウトした企業という認識をしている。その時どういうメリットを期待したのか？」

これに対してリボルナバイオサイエンスの富士参考人は、「既存の企業の中ではできなかったプロジェクトを、ベンチャーではできるようになったことだ。また大きな製薬企業ではできない意思決定の速さがメリットだ。またベンチャーキャピタルから自由度の高い資金が得られることもメリットだ」と述べている。芦田構成員は「欧米で見ていると、企業発のシーズで立ち上がる創薬スタートアップも非常に数が多い」として、企業からのスピンアウトでスタートする創薬ベンチャーに期待を寄せている。

東海大学の堀真奈美構成員は、「ＭＥＩＳＣＯの話の中で医療機器のほうが医薬品よりも相談件数が多いということだった。工学系のほうがベンチャースピリットがあるのか？　また厚労省事務局のオンライン治験というのは面白いとおもった」

これに対してＭＥＩＳＣＯの川上参考人は「最近増えているのが、ＳａＭＤ（プログラム医療機器）だ。開発スピードが速いということもあり、最近関心が高まっている」と述べている。

また日本のドラッグ・ラグに関して、アミカス・セラピューティクスの植村昭夫参考人は以下のように述べている。「日本の規制は国際ハーモナイゼーション（ＩＣＨ）で標準化されているにもかかわらず、実は非常に細かい規制を乗り越えるのに時間がかかるので面倒だというイメージがある。まず日本語のランゲッジバリアー、次が細かい規制、そして最後に薬価の難しい問題で、ベンチャーにとっては日本が敬遠される理由だ。ベンチャーは、米国の次に向かうのはシンガポールやマレーシアだという。通常、ビジネスでは、欧米の次は日本だと思うが、日本はすごく難しくて厳しい国というイメージを持たれている」

このように創薬ベンチャーからも敬遠されているのが日本の現状だと言える。

〈参考文献〉
厚労省「医薬品の迅速・安定供給実現に向けた総合対策に関する有識者検討会」（２０２３年1月13日）

コラム●創薬は国の経済力や技術力と関係がある

創薬ができる国は世界の中でも数少ない。日本はそうした創薬国の中でかつては世界第3位の位置を占めていた。2014年、開発品目数をみると米国47品目、スイス15品目、日本8品目、イギリス8品目、ドイツ7品目と、日本は創薬5大国の3位、つまり銅メダルで表彰台に上がる国だった。しかし今後、日本が再び表彰台に上がることはないだろう。

実は創薬は国の経済力や技術力と関係がある。創薬には数千億の資金と10数年の長い開発期間が必要だ。このためどこの国でも創薬が可能というわけにはいかない。日本で創薬が華やかだったのは1980年代の日本の高度成長期だ。抗生剤や循環器薬、消化器用薬などの開発ラッシュが日本で続いた。しかし、1990年代の後半から陰りが見え始める。そのころ世界では低分子薬からバイオ医薬品への開発への転換が起き始めていた。しかし、日本は化学合成で作られる低分子薬の大成功から、バイオ医薬品開発への転換に乗り遅れた。

こうしたイノベーションへの遅れは、実は日本中で起きていたことだ。それに伴って日本の経済力も相対的に低下して、「失われた30年」と呼ばれている。1人当たりGDPで見ると、1995年日本は世界第6位で、それが日本のピークだった。ところがこの順位がそれ以来、下落の一途をたどっている。2022年の1人当たりGDPはスイス4位、米国7位、ドイツ21位、イギリス23位に対して日本はなんと31位だ。すでに最近では韓国、台湾に追い越されている。そして、GDP全体の額の順位を見ても日本はかろうじて米国、中国、日本と第3位を保っていたが、2023年遂にドイツに追い越され第4位に転落、現在第5位のインドに追い越されるのも時間の問題だろう。経済力が低下すれば、ますます創薬から遠ざかるのは目に見えている。

こうした状況の中、すでに先進各国の医薬品研究施設は国内からはすべて撤退した。そして長年の薬価抑制策で日本の医薬品市場は先進各国でも珍しいマイナス成長市場となっている。このため新薬を日本では上市しても、その開発経費を回収することは不可能だ。このため日本で上市する製薬企業は減り、医薬品が日本を素通りしていく医薬品の日本パッシングが起きている。

このような状態があと10年も続けば、日本の医薬品はどうなるのだろう。「日本でも創薬を行っていた時代があったんだ」と昔話のように語られる時代が来るかもしれない。

第2章

後発医薬品が消える日

2021年に始まった小林化工、日医工の品質不祥事以来、次々と企業不祥事の連鎖が起き14社にまで拡大した。こうした中で後発医薬品の供給不安が起きる。

2022年8月には、欠品や出荷調整品が4000品目にまで達し、外来で処方せんを出しても薬局で、「その薬ありません」ということが日常となった。

なぜこんな事態になったのだろう。今や、後発医薬品は全医療用医薬品の中でおよそ半分を占めていて、医薬品のインフラとなっている。この後発医薬品の供給不安はいつまで続くのだろうか。

1 後発医薬品企業の品質不祥事の衝撃

2021年2月9日、後発医薬品メーカーの小林化工に対して過去最長の116日間の業務停止命令が下った。同社が抗真菌剤イトリコナゾールの製造過程で、睡眠導入薬を混入させ、200名以上の患者に健康被害が生じ、その内1名が死亡した事件に対してである。また、同年3月3日には、75品目の回収事例を出した後発医薬品業界最大手の日医工に対して、32日の業務停止命令が出された。

この小林化工と日医工問題は、後発医薬品の品質への信頼に測り知れない傷跡を残した。その後、2021年から2022年にかけて処分を受けた後発医薬品企業や一般用医薬品企業は、14社にも及んだ。このため後発医薬品の供給不安を引き起こし、2023年の現在もなお続いている（2023年12月末の執筆時現在）。

後発医薬品普及促進の政策が始まった２０００年当初の後発医薬品シェア率30％台からスタートして20年かけて、80％近くまでに拡大した後発医薬品への信頼を一瞬にして突き崩し、後発医薬品企業の歴史的な不祥事となった。

①品質不祥事はなぜ起きたのか

・小林化工の品質不祥事

では、後発医薬品企業の品質不祥事がなぜ起きたのかを見ていこう。

小林化工の、後発医薬品イトラコナゾールへの睡眠導入剤の混入は、製造過程の原料の継ぎ足しの際に起きた。本来は2名で行う原料継ぎ足しを、1名で行ったという重大な手順書違反である。しかし、後に判明したのは、こうした手順書違反が他の製造工程でも、裏手順書まで作って40年も前から綿々と続いていたことだ。

さらに役員もそれを黙認していたこと、出庫前の検査で気づきながら原因追及を怠っていたこと、工場のある福井県の査察においても虚偽の報告を行っていたこと、など重大なＧＭＰ違反が問われた。**Good Manufacturing Practice の略で、ＧＭＰとは、「医薬品の製造管理及び品質管理の基準」のこと、人為的なミスを最小限にすること、医薬品の汚染及び品質低下を防止すること、高い品質を保証するシステムを設計することを目的として厚労省の省令で定められている。医薬品製造の品質を保証するバイブルともいうべきものだ。**

このため小林化工の同製品は、死亡事故などの重大な健康被害を引き起こした場合に行われるクラス1の回収となり、冒頭に述べたように、小林化工は116日の業務停止を受けることになった。

クラス1の回収が行われたのは、2016年に化学及血清療法研究所（化血研）以来である。化血研の場合も、長年にわたって国の承認と異なる方法で血漿分画製剤を製造し、当局の査察に対して不正な製造記録を作って、組織ぐるみで隠ぺいしたことを問われて、業務停止処分を受けた。結局、小林化工は、業務停止期間終了後も製造再開の見通しが立たず、後発品専業企業のサワイグループに生産拠点と人員を譲渡することになり、事実上の廃業となった。

もともと小林化工は業界の中では、規模は小さいながら、抗がん剤の後発品の開発も手掛けるなど技術的にも優良な企業と思われていた。またその経営状態も良く、資本金1億円にもかかわらず2020年3月決算では営業利益率22％、純資産716億円にも達していた。今から思えば、品質投資をないがしろにした利益重視の経営体質だったのだろう。

・日医工の不祥事

次に日医工の不祥事について見ていこう。

日医工の不祥事は、2020年2月にPMDAと富山県が日医工の富山第一工場に無通告で立ち入り調査を行ったことで発覚する。

調査で明らかになったのは、GMPで定められていない資料やメモ書きなど不審な記録が見つかり、手順書では認められていない製造工程が発覚したことだ。

具体的には、2011年ごろから出荷前のサンプリング試験で不適合となった規格外試験結果（ＯＳＳ：Out of Specification）の記録を破棄して、別のサンプルを用いた試験結果を採用して出荷したり、また適合するまで試験を繰り返していたり、さらに品質試験に通らなかった錠剤を再粉砕し、再加工して品質試験に通したりと言った、考えられない事例までが見つかった。また、２００９年ごろからは、高温多湿の環境で薬剤の品質の安定性をみる安定性試験で不適合となった製品の自主回収の検討が不十分であったことも明らかになった。

こうした事例は、２０１４年から２０１６年ごろにかけて全国的な後発医薬品の需要増に伴い、富山第一工場における生産数量や品目が急増したことに関係している。

このため製造部、品質管理部がいずれもひっ迫したスケジュールに追われて、こうした不適合品の発生件数も増えた。そして２０１５年から２０１６年にかけて、サンプリング試験で不適合となった製品の再加工処理を行うなどの、ＧＭＰ違反行為が増えた。こうした違反行為に対して、企業内部の品質管理部担当者からは、反対の声も上がった。しかし、当時の富山第一工場の担当取締役は、営業出身者で、出荷優先、売り上げ優先を重視したことから、品質管理部の声は取り上げられることはなかった。

結局、日医工は２０２３年2月17日、臨時株主総会を開き、２０２３年3月以降に上場を廃止し、医薬品卸のメディパルホールディングスと国内投資ファンドのジェイ・ウィル・パートナーズが共同出資する合同会社が親会社となり、事業再生を進めることを決めた。田村友一社長は、この株主総会の場で２０２３年3月8日に社長を退任することを明らかにした。

では２０１５年、２０１６年に日医工の富山第一工場で不正が増加したころ、何が全国で起きていたのだろうか。

②後発医薬品を大きく変えた２０１５年問題、２０１６年問題とは何か

実は後発医薬品の制度環境の中で２０１５年、２０１６年は大きな分岐点だった。２０１５年５月、厚生労働省の当時の塩崎恭久大臣は、政府の経済財政諮問会議（議長・安倍晋三首相）において、「２０１７年の年央に70％、２０１８年から２０２０年度末までのなるべく早い時期にジェネリック医薬品の数量シェア目標を80％以上」と初めて「80％目標」という数量目標を提示した。

それと同時に、当時の後発医薬品の数量目標である、「２０１７年度末までに60％以上の目標達成時期も1年前倒しし、２０１６年度末とする」とした。こうした経済財政諮問会議のジェネリック医薬品の目標値の前倒し論の背景を見ていこう。

この背景の一つは、２０１４年診療報酬改定でジェネリック医薬品の普及が予想以上に進んだことが挙げられる。２０１４年の改定をはさんで後発医薬品の普及率が、２０１３年９月の46・９％から一挙に２０１５年９月には56・２％へと、９・３ポイントも伸びて、２０１７年の目標値60％に近接する。こうした伸びの大きさに「目標前倒し論」が活気づくことになった。

２０１５年5月21日に経済財政諮問会議歳出改革ワーキンググループが開催された。同ワーキンググループには参考人として日本医師会、日本ジェネリック製薬協会、そして筆者が日本ジェネリック医薬品学会の代表理事として出席し、ヒアリングを受けた。

ワーキンググループでは、後発医薬品の80％目標とその達成年が課題となった。後発品の専業メーカーの業界団体である日本ジェネリック製薬協会は、「２０２０年に80％と言う目標数

値は実現が困難」と述べた。理由は以下である。「80％目標は業界としてはありがたいが、生産が間に合わない。まっさらな土地に工場を建てて、生産ができるようになるまで5年間はかかる」

つまり今から工場を作って増産しても2020年には間に合わない、このため業界としては「2023年に80％にしてほしい」という要望だ。

当時のジェネリック医薬品の生産錠数は、およそ560億錠、これを80％時代には1000億錠まで増やさなければならない。2020年までには無理だという意見だ。厚労省も2023年80％目標を主張する。一方、財務省は2018年までに80％目標を主張した。こうして2018年と2023年の綱引きとなる。その中で、筆者は「2020年に80％目標」を述べた。

結局、80％目標値は、「2018年から2020年度末までのなるべく早い時期」となった。このように、2015年のジェネリック医薬品シェア率の目標値の前倒しが、その後の診療報酬改定で、医療機関や薬局への後発医薬品使用へのインセンティブの増大につながり、急速な市場拡大を招く。62頁の図を見ると、2015年を境として、それまでの2年平均の伸び率5・3％が11％へと倍増していることが分かる。

次に2016年問題を見ていこう。

2016年12月に塩崎恭久厚労相、麻生太郎財務相、菅義偉官房長官、石原伸晃経済・財政相の4大臣は「薬価制度の抜本改革に向けた基本方針」を決定し、経済財政諮問会議に報告した。薬価制度の抜本改革では、1年に4回の薬価収載ごとの薬価見直し、それまで2年に1回

2015年から後発品の使用割合の伸び率が倍増している

後発品の数量シェアの現状

・後発薬品の数量シェアの目標である80%に近づきつつあるものの、
近年の伸びは鈍化している傾向にある。

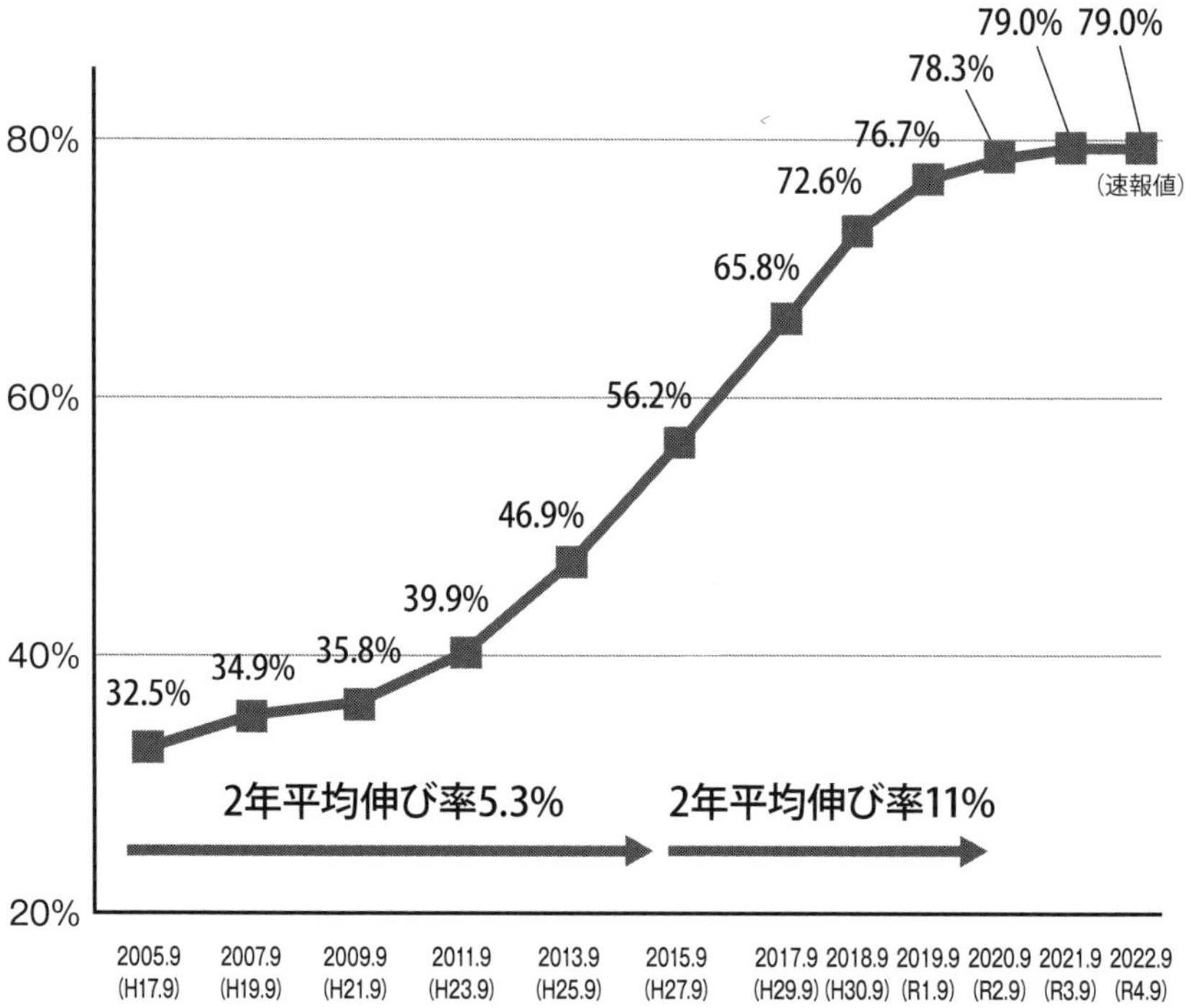

●出典：厚労省「医薬品の迅速・安定供給実現に向けた総合対策に関する有識者検討会」(2023年1月26日)

だった薬価改定を毎年行うことなどを決めた。この毎年薬価改定のため、薬価が大幅に下落する。薬価抜本改革が実施された2017年の前後で薬価下落幅を見ると、それ以前の年平均下落率2・4%が5・0%と倍増する（第1章29頁の図参照）。

このため後発医薬品の薬価も切り下がる。これにより後発医薬品企業の営業利益率も急速に落ち込む。たとえば、日医工の営業利益率は2017年3月期は9・0%だったが、2019年3月期は4・9%、4・1ポイントも下落した。このため日医工は、前述のように欠品や回収を防ぐため、サンプル品の不適合品の再加工など不正に手を染めるようになる。そして、日医工の場合は、さらなる規模拡大により利益額を最大化しようとした。具体的には、2018年に新薬メーカー大手エーザイの子会社エルメッドエーザイを買収した。

さらに2020年には、後発医薬品メーカーの武田テバファーマの工場と一部の製品を買収している。これによって日医工は売上高で1900億円と業界トップとなる。買収の狙いは規模拡大により生産効率を高めることにあるとした。

また、エルメッドエーザイや武田テバファーマの、重複品目の製造所や原薬を統一することで生産効率を上げ、粗利益率を高め、薬価切り下げの影響を緩和しようとした。さらに同年、米国のノースカロライナ州にある工場を取得し、米国での市場拡大を目論見た。

富山第一工場の不正は、こうした日医工の積極的な規模拡大の中で起きた。日医工の不祥事は、もちろん一義的には日医工の富山工場の品質不正が原因とはいえ、その背景には後発医薬品の市場拡大政策と薬価切り下げ政策があったことは否定できないだろう。

薬機法違反

・令和3年より、複数の医薬品企業において、製造管理・品質管理上の不備による医薬品医療機器等法(薬機法)違反が発覚し、行政処分が実施されている

行政処分事例一覧 〔2021(令和3)年～〕

企業名	処分日
小林化工株式会社(福井県)	2021年2月9日(業務停止、業務改善)
日医工株式会社(富山県)	2021年3月5日(業務停止)
岡見化学工業株式会社(京都府)	2021年3月27日(業務停止、業務改善)
久光製薬株式会社(佐賀県)	2021年8月12日(業務停止)
北日本製薬株式会社(富山県)	2021年9月14日(業務停止、業務改善)
長生堂製薬株式会社(徳島県)	2021年10月11日(業務停止、業務改善)
松田薬品工業株式会社(愛媛県)	2021年11月12日(業務停止、業務改善)
日新製薬株式会社(滋賀県)	2021年12月24日(業務停止、業務改善)
富士製薬工業株式会社(富山県)	2022年1月19日(業務改善)
共和薬品工業株式会社(兵庫県、鳥取県、大阪府)	2022年3月28日(業務停止、業務改善)
中新薬業株式会社(富山県)　2022年3月30日	2022年3月30日(業務停止、業務改善)
辰巳化学株式会社(石川県)	2022年9月2日(業務改善)
株式会社廣貫堂(富山県)	2022年11月11日(業務停止、業務改善)

●出典：厚労省「医薬品の迅速・安定供給実現に向けた総合対策に関する有識者検討会」(2023年２月15日)
(2023年2月24日、ニプロファーマの業務改善を含めて14件)

後発医薬品の製造実態

実　態

・同一製造ラインにおいて多品目・少量生産を行っているため、製造能力に余力がなく、ある企業が出荷停止に陥ると、その分を他メーカーが埋めることができずに連鎖的に限定出荷が発生するケースが多い。

図：フィルムコーティング錠の製造工程例

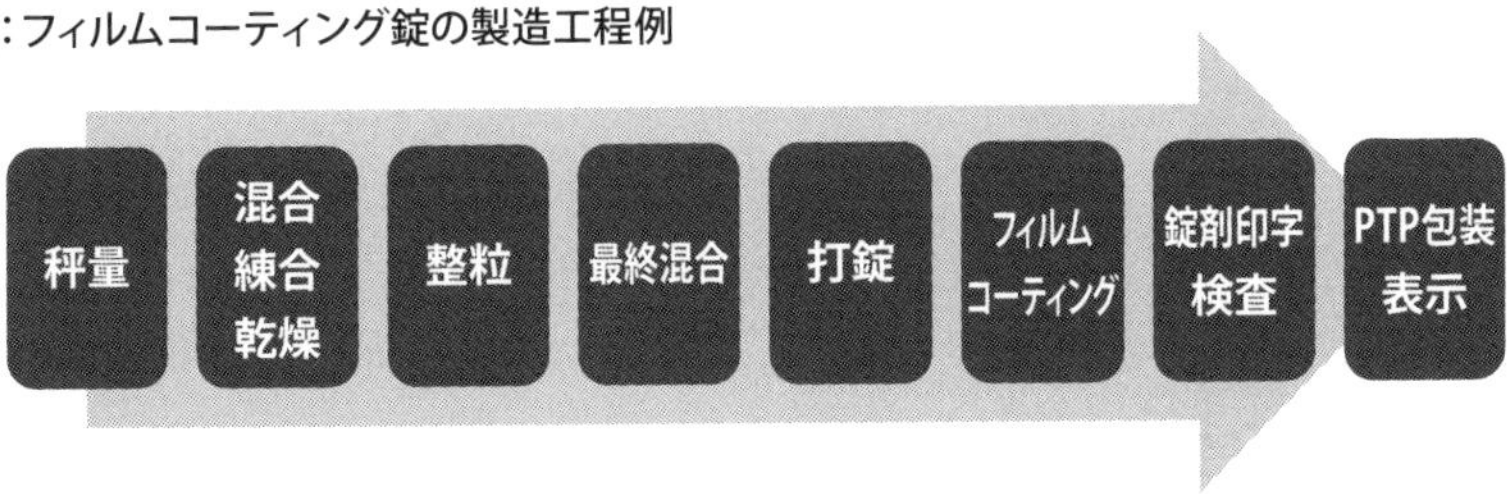

図：フィルムコーティング錠6製剤（A～F）を、共用の製造ラインを用いて製造する場合の各工程の稼働状況の例

※A～Fと記載したセルは、A～Fの医薬品をそれぞれ製造した日。

※青色は、洗浄・切替えに伴う稼働停止日。

	稼働日22日／月とする																					
工程	1	2	3	4	5	6	7	8	9	10	11	12	13	14	15	16	17	18	19	20	21	22
秤量	A			B			C			D			E			F			G			H
混合・練合・乾燥		A			B			C			D			E			F			G		
整粒		A			B			C			D			E			F			G		
最終混合		A			B			C			D			E			F			G		
打錠			A			B			C			D			E			F			G	
フィルムコーティング				A			B			C			D			E			F			G
錠剤印字・検査					A			B			C			D			E			F		
PTP包装・表示						A			B			C			D			E			F	

製造品目数が多いほど、洗浄・切替えに伴う稼働停止日が発生し、生産効率が低下する。

●出典：厚労省「医薬品の迅速・安定供給実現に向けた総合対策に関する有識者検討会」（2023年2月15日）

③なぜ、長引く出荷調整、欠品は起きたのか

2021年にの小林化工や日医工の品質不祥事に始まったか、ジェネリック医薬品の供給不安が2023年になってもおさまらない（執筆時、2023年12月末時点）。

これほどジェネリック医薬品の供給不安が長引くとは当初、予想していなかった。長引く理由を見ていこう。小林化工や日医工の品質不祥事が発覚した後、行政の品質監査や業界団体の自主点検で、次々と他の後発品メーカーにも品質の不具合が見つかり、供給不安が拡大した。その企業数はなんと14社にも及び、業務停止となる企業が増えていく（図表、64頁参照）。まるで小林化工、日医工が業界の闇のパンドラの箱を開けたようだ。

このため、代替薬を生産するジェネリック専業企業や先発企業も、需要の急増に追いつけず、出荷調整や出荷停止が起きた。

後発品メーカーで供給が止まった場合に、別メーカーがすぐに代替供給できない理由は、後発品メーカーの独特の多品種少量生産が関係している。先発メーカーでは、一つのラインで単品目を大量生産している。

一方、後発品メーカーは、一つのラインを使って、次々にたくさんの種類の医薬品を製造する。一つの工程が終わるとラインを洗浄して、前の医薬品の成分が次の医薬品に混じらないようにする。このため後発医薬品メーカーは、綿密な計画を立てて多品種少量生産をしている（図表、65頁参照）。また、急な増産や、別の種類の薬の製造を、簡単にラインに割り込ませることができない。そのため後発医薬品メーカーは、欠品した医薬品の代替供給をすぐにはできな

い。また新工場を増設して増産しようとすると、製品ができるまで5年ぐらいかかるので、急な増産に応えきれない。

さらに不運なことに、これに追い打ちをかけて2021年2月にウクライナ戦争が勃発する。このためエネルギー価格の高騰や物価上昇のため、ジェネリック医薬品の製造原価が上昇した。ジェネリック医薬品は、その薬価が低いため製造原価率は先発品より高めだ。そして、原薬の半分は中国、韓国、インドからの海外輸入に頼っている。このため昨今の円安で、海外原薬が高騰している。後発品は、長年の薬価抑制策により、薬価はすでにその原価を切るところまで下がっている。そして昨今の物価高騰、円安のあおりを受けて、後発品に不採算品が目に見えて増えている。これが次なる後発品の供給不安の原因となっている。

このため後発品の供給不安はそう簡単に収まらないだろう。これまで誰も見たことのない医薬品の供給不安の長期化につながるかもしれない。

このため現在の国の有識者検討会では、後発医薬品の品質不安や供給不安に関して、薬価やジェネリック医薬品企業の産業構造にまで踏み込んで検討を行っている。本来の製造業として、品質を第一とする体制を確保できる産業構造、薬価構造にしてほしいと思う。また業界団体が自ら進める「ジェネリック医薬品信頼回復アクションプラン」にも期待したい。自らが信頼回復のための自助努力をしない企業には誰も手を貸すことはないだろう。

〈参考文献〉

厚労省「医薬品の迅速・安定供給実現に向けた総合対策に関する有識者検討会」（２０２３年１月26日、２０２３年２月15日）

2 後発医薬品の使用促進・ロードマップ

本項では、わが国における後発医薬品の使用促進の、政策的な取り組みについて振り返って見よう。

まず、後発医薬品を使用する意義とは以下の点にある。先発品に比べて安価な後発医薬品を普及させることは、患者負担の軽減や医療保険財政の改善に資する。そして、医療費の効率化を通じて、限られた医療資源の有効活用を図り、国民医療を守ることにある。

後発医薬品の使用促進の最初の取り組みは、１９９２年に公表された当時の厚生省薬務局の「21世紀の医薬品に関するあり方に関する懇談会」の報告書にさかのぼる。この懇談会の報告書は以下のように述べている。

「後発品のメリットは何よりも価格が安いということである。わが国は本格的な高齢化社会を迎え、国民医療費の増大が予想される中で、後発品は低価格の医薬品供給を通じて国民負担の軽減に資するであろう。また、後発品は医薬品市場の競争を促進し、医薬品価格の抑制に寄与するというメリットを有している」

後発医薬品の使用促進の歴史を見ていこう。

①後発医薬品使用促進の歴史

（1）1960年から1980年 ～後発医薬品の黎明期～

日本で今日的な意味での後発医薬品が製造販売されるのは、1960年代の半ばごろだ。それまでは一般用医薬品と医療用医薬品の区別もあいまいだった。このため1967年に両者の申請承認方法が区別された時点以降を調べてみると、日本初の後発医薬品はブスコパンの後発品だったようだ。ブスコパンの後発品であるブチルパンが、当時の北陸製薬から、スコルパンが関東医師から、ブスポンが三田製薬から製造販売されたという記録が残っている。

また、当時は特許が製法特許のみだったこともあり、新薬の製法特許が切れると他の新薬メーカーも競って後発品を製造販売したようだ。たとえば、プレドニゾロンの製法特許が切れると、各新薬メーカーも競って後発品を製造販売した。新薬メーカー、後発品メーカーによる後発品製造競争が始まる。その後、ノイチームが60社から、イノシトールが20社からゾロゾロと製造販売される。「ゾロ品」の時代が到来だ。ゾロ品の呼称は、新薬のあとから「ゾロゾロ出てくる」というところからつけられた。

その当時のゾロ品には、品質や供給面で問題のある品目も、実際には含まれていたようだ。よく「ゾロ品を飲んだらおしりから溶けないでそのまま出てきた」、「アンプル容器の中に虫が混入していた」、「小さなゾロ品メーカーはちょっとだけ作って、すぐ売り逃げをする」などと巷にゾロ品の悪口が蔓延していた。

また、後発医薬品の承認方法も現在とは異なっていた。１９８０年以前のジェネリック医薬品は、現在のようなヒト試験による生物学的同等性試験や溶出試験は義務化されておらず、「動物試験」のみで承認されていた。その動物試験も、「ウサギ10羽を使って試験をしたとメーカーは言っていたが、実際に査察して見たらウサギのケージが1つしかなかった」とか、「動物実験の血中濃度の推移グラフが、先発品のグラフをトレースしたように一致していた」などと試験方法にも問題があるメーカーもあったようだ。

（2）１９８０年から２０００年 ～後発医薬品の品質改善期～

こうしたゾロ品の品質が改善されるのは、１９８０年代から１９９０年代の後半以降だ。承認試験方法にヒト試験を課したり、溶出試験を課したり、高温多湿でも品質が保たれているかを確かめる「加速試験」を行ったり、実際に市場に出回っている製品が、承認時の製品と同じものであることを証明する「実生産バリデーション」を行ったりすることを義務付けた。ジェネリック医薬品の承認申請試験は、１９８０年代から90年代に大きく変わったのだ（次頁の図表参照）。

このように１９６０年代中ごろから始まったゾロ品だが、１９９０年代の後半以降の後発医薬品は、それまでの承認ハードルが格段に上がり、国際標準の承認規格となったため、かつてのゾロ品とは大きくその品質が改善した。

実際に、１９９７年からは、それまでの動物試験等で承認していて、すでに市場に出回っていた後発医薬品の再評価試験も行われるようになる。この再評価試験は、主に溶出試験で行わ

後発医薬品の品質改善の変遷

	先発品との同等性・品質をどう担保するか	昔の後発品		現在の後発品
同等性	**溶出試験** 試験液中での製剤からの薬物の溶け出す速度や量が同じかどうか	製造承認に要件なし	変更 1997年	**オレンジブック** 一般的とされる胃液のpHから水まで4種類の試験液で時間を追って薬物濃度を測定し溶出速度を調べ、先発品と同等であることを証明する
同等性	**生物学的同等性試験** 製剤を経口投与したときの薬物の血液中に入る速度や量が同じかどうか	動物実験	変更 1980年	**人での試験** 通常、20人以上の健康な成人に製剤を投与し、時間を追って薬物の血中濃度を測定し、先発と同等であることを証明する
品質	**安定性試験** 長期・過酷条件下の保存で規格からはずれることがないかどうか	経時変化の観察条件の定めはなし	変更 1980年	**加速試験** パイロットスケール以上で製造された3ロットの製剤につき各3回の測定
品質	**実生産バリデーション** 承認申請の各試験に使用された製剤と市場に出される製品が同じかどうか	製造許可に要件なし	変更 1996年	製品の製造設備、手順、工程などの製造方法につき、試験に用いたものと同じ製剤を得られることを検証し、文書化する

●出典：武藤正樹著『ジェネリック医薬品の新たなロードマップ』（医学通信社刊、2016年）より

れた。この再評価の結果を見ると、２００８年６月までに再評価が行われた４２６５品目のうち、３９０６品目は新しい品質基準に合格したが、なんと３５９品目が不適応とされた。

このようにして、旧い時代の後発医薬品を「ふるい」にかけたというわけだ。そして合格した品目については、医療用医薬品品質情報集（日本版オレンジブック）に収載することとした。

（３）２０００年から２０２０年　～後発医薬品の使用促進期～

こうして後発医薬品の承認基準が国際標準にまで上がり、いよいよ普及促進の取り組みが本格化するのは２０００年以降だ。ここでは後発医薬品使用促進の政策の推移を見ていこう。

まず最初に、後発医薬品普及のための数値目標を定めたのは、第一次安倍内閣の経済財政諮問会議で、２００７年5月のことだった。この時に「経済財政改革の基本方針２００７」で「２０１2年度までに後発医薬品の数量シェアを30％以上」にすることを決定した。この目標値設定が後発医薬品の普及促進のロードマップの一里塚となった。そして同時に「後発医薬品の安心使用促進アクションプログラム」をスタートさせ、安定供給や品質確保に関連するジェネリック医薬品の総合対策が始動する。

しかし、この30％目標は未達成に終わった。２０１2年度末の推計で24・8～26・３％、およそ25％で30％には残念ながら届かなかった。このように未達に終わった最初の30％目標であったが、２０１３年4月には次なる目標値が定められた。このあらたな目標値が社会保障と税の一体改革の中、「後発医薬品のさらなる使用促進のためのロードマップ(以下、ロードマップ)」として公表された。このロードマップの新たな数値目標は、２０１３年から5年後の「２０１８

年3月末までに60％以上とする」というものである。

さて、ここで注意が必要なのは、第一次安倍内閣で用いた後発医薬品の市場シェアの指標の計算式を、ロードマップでは変更したことだ。旧指標では分母をすべての医療用医薬品として、分子をジェネリック医薬品としていた。しかし、２０１３年4月に公表されたロードマップの60％という目標の新指標では、旧指標の計算式の分母の全医療用医薬品から特許の切れていない先発品を除いて、ジェネリック医薬品がある医療用医薬品とすることとした。すべての医療用医薬品の中で、特許の切れていない先発品は4割程度ある。これが除かれたため、分母が縮小し見かけ上目標値が膨らんだ。

以下は旧指標と新指標の計算式の比較である。

旧指標＝後発医薬品数÷全医療用医薬品数

新指標＝後発医薬品数÷（特許の切れた先発品数＋ジェネリック医薬品数）

なお、新指標で60％は旧指標では35％程度である。

次に２０１５年5月26日、政府の経済財政諮問会議（議長・安倍晋三首相）において、「２０１８年から２０２０年度末までの、なるべく早い時期にジェネリック医薬品の数量シェア目標を80％以上」とする方針を示した。そして、当時のジェネリック医薬品の数量シェア目標である２０１８年3月末までに60％以上の目標達成時期も1年前倒しし、２０１７年度3月末とすることとした。

後発医薬品のロードマップの経緯

策定年	骨太の方針等	目標年と目標値	備　考
2007年	経済財政改革の基本方針2007	2012年度までに後発医薬品の数量シェアを30%（旧指標）以上	
2013年	後発医薬品のさらなる使用促進のためのロードマップ	2018年3月末までに60%（新指標）以上とする	指標の計算式を新指標に変更
2015年	経済財政改革の基本方針2015	2017年央に70%以上にするとともに、2018年から2020年度末までのなるべく早い時期に80%以上 2018年3月末までに60%以上の目標達成時期も1年前倒しし2017年3月末とする	
2017年	経済財政改革の基本方針2017	2019年9月までに80%とする	
2021年	経済財政改革の基本方針2021	2023年度末までに全ての都道府県で80%以上	後発医薬品企業不祥事

●厚労省の資料を基に著者作成

そして、2017年の経済財政改革の基本方針2017で、2019年9月までに80％目標とすることとした。結果的にはこの80％目標には達しなかったが、79％と非常に近接する値となった。

さらに2021年の経済財政改革の基本方針2021で、2023年度末までに全ての都道府県で80％以上目標が打ち出される（図表、74頁参照）。それと軌を一にして、2021年の年初より小林化工、日医工の後発医薬品品質不祥事が勃発するのだ。

②診療報酬改定と後発医薬品

さてここからは診療報酬改定と後発医薬品について見ていこう。

診療報酬改定は、後発品使用促進のロードマップを進めるための強力な推進エンジンである。診療報酬による後発医薬品使用促進策が始まるのは、2002年診療報酬改定からだ。その後、毎回の改定を通じてさまざまな改定策が打たれてきた。

まず、これまでのジェネリック医薬品使用推進に向けて行われた、診療報酬に係る施策と関連施策について振り返ってみよう。

（1）2000年から2010年 ～処方せん様式見直しなど～

ジェネリック医薬品使用促進に向けて、診療報酬上の取り組みが始まるのは前述のように2002年の診療報酬改定からである。2002年の改定では以下の3点の後発医薬品使用推進策が打ち出された。

①医師が後発医薬品を院外処方した場合、処方せん料に2点の加算
②保険薬局で後発医薬品を調剤した場合、調剤料に2点の加算
③保険薬局で後発医薬品の情報を提供し、患者の同意を得て後発医薬品を調剤した場合、医薬品品質情報提供料として10点の加算

そして2002年6月には、厚労省は傘下の国立病院に対して、「患者への薬の処方に際し、後発品があれば必ず使用を検討すること」という通知を出す。当時、筆者は長野県上田市にある旧国立長野病院に勤務していた。この通知を受けて、院内でも後発医薬品の使用の検討を行った。しかし、当時は医師の後発医薬品に対する不信・不安が強く、造影剤を後発医薬品に切り替える検討を行った時などは、放射線の専門医から「後発品に切り替えてアナフィラキシーショックでも起きたら責任を取れるのか?」と言われた。

そのためドキドキしながら造影剤の後発品を採用したが、まったく何も起こらずホッとしたことを覚えている。このような専門医の後発医薬品に対する不安・不信感をきっかけとして、筆者は「もっと後発医薬品のことを知ろう」という思いから、2004年5月に日本ジェネリック研究会を有志とともに立ち上げた。この研究会が現在の、「日本ジェネリック医薬品・バイオシミラー学会(代表理事、筆者)」の始まりだ。

さて、2006年には、処方せん様式の最初の見直しが行われる。「後発医薬品への変更を可」とした場合に、保険医が処方せんの備考欄に署名をするように様式を変更した。この処方せん

様式見直しの時も筆者は、旧国立長野病院の近くにあるイイジマ薬局の飯島康典さんと一緒に、積極的に後発医薬品の変更調剤の普及に力を入れた。

さらに2008年に厚労省は、この様式を後発医薬品に変更不可した場合にのみ保険医が署名する様式に変更した。そして、保険薬局の調剤基本料における後発医薬品調剤体制加算を導入する。2010年には、この後発医薬品調剤体制加算をさらに見直した。

また、診療報酬とあわせて、後発医薬品の使用促進の環境整備も実施された。

2005年に、それまで企業ごとにまちまちなブランド名がつけられていた、後発医薬品の名称を「**一般名＋剤形＋含量＋会社名（屋号）**」に統一した。

さらに、2008年から保険医療機関及び保険医療養担当規則、保険薬局及び保険薬剤師療養担当規則などの「療養担当規則」に、保険医及び保険薬剤師に対する後発医薬品の使用・調剤の努力義務等を規定し、2010年にはさらに保険医に対し、患者の意向確認などの対応の努力義務を追加したりした。こうした使用促進策でジェネリック医薬品のシェア率は少しずつ上昇する。

（2）2010年から2020年 ～診療報酬による後発医薬品普及期～

2006年から始まった後発医薬品情報提供料、2008年から始まった後発医薬品調剤体制加算、2010年から始まった後発医薬品使用体制加算など様々な加算が、2010年代に前述のジェネリック医薬品のロードマップの目標値の上昇と連動して、一気に加速する。

ロードマップの目標値の上昇に合わせて、次々と強力な診療報酬インセンティブが医療機関や薬局に与えられて、医療機関の後発医薬品の使用促進をけん引した。

特に、２０１４年の診療報酬改定が強力な牽引力を発揮した。それまで２０１１年９月から２０１３年の約２年間で７・０％増であった後発医薬品のシェア率の伸びが、２０１４年の診療報酬改定により、一気に加速する。なんと２０１４年４月の改定以降、２０１５年９月には56・２％へと２年間で９・３％も急上昇する。この画期的な上昇幅を記録した２０１４年改定について詳しく見ていこう。この急上昇のため、前述したように２０１５年に後発医薬品のロードマップの目標値が前倒しにされる。

③２０１４年４月診療報酬改定

まず、ジェネリック医薬品使用促進には、２０１４年の診療報酬改定で大きなアクセルが踏み込まれた。２０１４年診療報酬改定の基本方針を見ていこう。

２０１４年の診療報酬改定の基本方針は、２０１３年11月の社会保障審議会医療保険部会で提示された。その中で「効率化余地があると思われる領域を適正化する視点」の中で、以下のようにジェネリック医薬品の使用促進が盛り込まれている。「後発医薬品の使用促進」、「長期収載品の薬価の特例的な引下げ」等。

（１）ＤＰＣ病院への後発医薬品指数の導入

この基本方針を受けて、最初に後発医薬品の改定項目について踏み込んだのが、２０１３年11月の中医協ＤＰＣ評価分科会だった。ポイントは、現行のＤＰＣ機能評価係数Ⅱに新たな「後発医薬品の使用割合を評価する指標」の導入を決めた。後発医薬品のＤＰＣ評価係数入りについては、それまでの改定の議論では、「ＤＰＣや療養病床など包括払い方式では、既に後発医薬品を使用するインセンティブが内在化されているため、改めて評価する必要があるか疑問である」という、いわゆるＤＰＣにおける後発医薬品「ダブルインセンティブ」否定論が主流だった。

つまり、ＤＰＣ病院では疾病群別に入院医療費が定額になっている。このため病院は入院においては安価な後発医薬品を採用することですでに利益を得ているので、さらにそれに加えてインセンティブを上乗せすることはないという考えだ。

２０１４年の改定で注目すべきは、こうした従来のダブルインセンティブ否定論を乗り越えて一歩踏み込んで、先の「後発医薬品の使用割合を評価する指標」を導入した点である。そして、目標値を当時のロードマップの数量シェア目標の60％に合わせた点である。

つまり、ＤＰＣ病院における後発医薬品の使用数量目標を60％上限とし、それに至るまで連続的にインセンティブを与え続けるという方式の導入である。たとえば、１５００床ほどの大学付属病院で60％を達成すると、およそ１・５億円の増収になると試算された。

この後発医薬品の数量シェア目標を、ＤＰＣ病院の診療報酬の「機能評価係数Ⅱ」に導入したことが、ＤＰＣ病院における後発医薬品使用促進に貢献する。実は、それまでのＤＰＣ病院でも、前述の理由から単価の高い注射剤などから、切り替えがすでに進んでいた。

筆者は当時、国際医療福祉大学附属三田病院（東京港区）に勤務していた。国際医療福祉大学グループでは、２００８年に付属病院３病院がＤＰＣ病院となった。ＤＰＣ病院になることに備えて、単価の高い注射剤を中心に65品目の置き換えを行った。置き換え方法は、後発医薬品のある注射薬の前年度購入額を、大きい品目順にパレート方式で並べて、上位から置き換えを検討していく方式を取った。その時、上位3位の帯状疱疹で使うアシクロビルの注射剤が、先発1アンプルの購入価が約5000円、これが後発品のアシクロビルではなんと750円だったことだ。あまりの価格差にびっくりしたことを覚えている。このようにしてDPC導入時には、単価の高い注射薬から後発品への置き換えが進んだ。

それが2014年の診療報酬改定で、DPC病院に後発医薬品の数量シェアを目標値としたインセンティブが導入された。これで病院への後発品導入の様相が一変した。それまでは単価の高い注射薬を置き換えて金額ベースの置き換えだったのが、2014年改定を機に数量ベースへの置き換えになった。これでそれまで置き換えが進まなかった、内服固形剤、外用薬、点眼薬などの汎用品が、数量ベースの目標達成のために一斉に切り替えられるようになったのだ。

国際医療福祉大学では院内調剤を実施している。このため2014年診療報酬改定により、院内採用の内服固形剤、点眼薬にいたるまで、採用医薬品を片端からどんどん置き換えた。当時の診療報酬では、後発医薬品指数の実績期間は10月から翌年9月までの1年間であることから、2014年の夏ごろから内服固形剤や点眼薬の置き換えをはじめた。そして先発品の在庫のあるうちは先発を使い、在庫が切れた段階でジェネリック医薬品に切り替えていった。すると2014年の11月ごろにはほとんどの先発薬の在庫がなくなって、あっという間にジェネリック医薬品に置き換わることになった。

当時、筆者は国際医療福祉大学の栃木にある大学クリニックで外来を行っていた。この一斉切り替えには現場もあたふたした。なにしろ、いままで使いなれてきた先発薬が、どんどんジェネリック医薬品になって名前を覚えるのが大変だった。これまで使いなれてきた先発品の名前が消えて、ジェネリック・ネーム（一般名）の後発品に突如置き換わった。リピトールがアトルバスタチン、タケプロンがランソプラゾール、ムコダインがカルボシステイン、アレグラがフェキソフェナジンへと変わって、ジェネリック・ネームを覚えるのも一苦労だった。

ただ、国際医療福祉大学グループも４つの大学付属病院は、いずれもＤＰＣ病院における後発医薬品使用目標の60％を達成した。全国では２０１５年４月ＤＰＣ分科会資料によると、その数は３００病院以上に達したという。このように２０１４年改定は、ＤＰＣを採用している病院や大学病院の後発医薬品普及に大いに貢献したと言える。

（2）保険薬局における後発医薬品調剤体制加算の変更

次に、２０１４年改定における、保険薬局に対する後発医薬品使用促進に対するインセンティブについて見ていこう。

保険薬局における後発医薬品調剤体制加算を、次のように見直した。見直しはロードマップの指標の計算式を新指標に置き換え、その目標値を国の目標値の60％を導入したことだ。

具体的には、後発医薬品調剤体制加算１（18点）は新指標で55％以上、後発医薬品調剤体制加算２（22点）は新指標で65％以上の後発医薬品の調剤率と、政府目標を超える率と設定した。

また、数量ベースを置き換え可能な医薬品（長期品＋後発品）を分母にする「新指標」を採用することに伴い、後発医薬品のない生薬の比率が高いなど「調剤品目に偏りがある薬局」は、後発品の調剤数量が少ないにもかかわらず数量シェアが高くなり、加算の対象になり得ることになる。このためこうした事態を防ぐため、こうした薬局は「総調剤数に対する後発品の調剤数量を考慮」したうえで適正化を図ることにした。

この2014年診療報酬改定が、保険薬局に与えた影響を見ていこう。まず保険薬局における「後発品調剤体制加算」の影響を見ていこう。この加算の後発医薬品調剤体制加算2の目標数値65％以上というハードル引き上げが、後発医薬品の使用を大きく牽引した。

ただ、新指標の後発医薬品の調剤目標の維持はなかなか大変だった。新指標では、分母が「特許の切れた先発品（長期収載品）＋後発医薬品」となった。このため、後発品が追補収載されるたびに分母が増えて、後発医薬品への置き換えを絶えず行っていないと目標値をキープすることができなくなった。つまり、ちょっと油断して長期収載品を使い続けると目標値があっというまに下落してしまう。こうした事情から、調剤薬局も、積極的に後発医薬品の置き換え努力をして、加算維持やアップに取り組むようになった。

また、新たな目標値の計算式は、採用後発医薬品の品目にも変化をもたらした。というのもこの計算式が数量ベースであるため、低薬価品で数量の出る医薬品が置き換え対象になった。たとえば、アロプリノール（ザイロリック）やカルボシステイン（ムコダイン）などが、数量引き上げのための採用ターゲットになった。

これらの医薬品は高齢化によって先発品の数量自体が伸びているため、従来は後発品を増やしても数量シェアへの貢献度は低かった。それが今回は、加算獲得のベース作りとして切り替える薬局が増えた。また、これらの品目については、医師側も先発品処方へのこだわりが少ないことも幸いした。また同様の理由で、市場シェアの大きな「ディオバン」や「ブロプレス」の後発品への置き換えも進んだ。これらの薬剤を後発品が出ても、その長期収載品を使い続けると、後発品使用率が低下してしまい、加算が取れなくなる可能性も出てくるからだ。

また、「ディオバン」や「ブロプレス」では、先発とまったく有効成分も添加物も同一の後発医薬品である、「オーソライズド・ジェネリック」の使用促進を促した。

④後発医薬品使用促進のロードマップ検証検討委員会

さて、上記の後発医薬品のロードマップの進捗モニターや、新目標の設定時の意見収集、その時々の課題に対しての調査や意見交換を行う場として、厚生労働省医政局経済課が２０１２年10月より、委員会を設置した。それが「後発医薬品の使用促進のロードマップ作成のための調査検討事業」で、民間のシンクタンクに委託してスタートさせた。この事業においては、以下の５つのテーマについて調査を行っている。①安定供給、②品質に関する信頼性の確保、③情報提供の方策、④使用促進に係る環境の整備、⑤医療保険制度上の事項。そして、これらの検討に当たるため学識経験者、病院代表の医師、診療所代表の医師、薬局の代表の薬剤師、病院の代表の薬剤師、製薬企業、医薬品卸の保険者等の委員からなる、「後発医薬品使用促進ロードマップ検証検討委員会」を設置している。筆者は初回からこの委員会の座長を務めている。

このロードマップ検証検討委員会では、２０２１年には以下の項目について調査検証を行っている。①後発医薬品メーカー（１８８社）におけるロードマップの対応状況に関するアンケート調査、②都道府県におけるロードマップの対応状況等に関するアンケート調査、③国のロードマップの対応状況に関するヒアリング調査、④ロードマップの実施状況等に関する関係者調査（業界団体のロードマップの対応状況等に関するヒアリング調査、医療機関（３５００施設）及び保険薬局（２５００施設）に対するアンケート調査、ロードマップの対応状況についての保険者・卸業者へのヒアリング調査）、⑤諸外国及び国内の後発医薬品の数量シェア及び金額シェアの調査など。

このロードマップ検証検討委員会では、ロードマップの新目標の策定の前年度に新目標の在り方についても議論している。また、その時々の課題についても議論を行っている。特に、２０２１年の後発医薬品企業の品質不祥事を受けて、後発医薬品の品質の信頼性の回復のための、「後発医薬品信頼回復のための行動計画」を製薬団体が立案することを提唱し、２０２３年４月に製薬団体よりその行動計画が公表された。

以上のように後発医薬品使用促進策が進められ現在に至っている。しかし、２０２３年現在、ジェネリック医薬品のシェア率は80％を超えた。後発医薬品の使用促進のロードマップもそろそろ新ステージへ向けて大きく見直しの時期を迎えている。

参考文献
社会保障制度改革国民会議、社会保障制度改革国民会議ホームページ　http://www.kantei.go.jp/jp/singi/kokuminkaigi/
社会保障と税の一体改革、内閣官房ホームページ　http://www.cas.go.jp/jp/seisaku/syakaihosyou/
後発医薬品の安心使用促進アクションプログラム　厚生労働省ホームページ

http://www.mhlw.go.jp/houdou/2007/10/dl/h1015-1a_0001.pdf
後発品置き換え率の将来推計　中医協資料（２０１３年２月27日）
平成24年度ジェネリック医薬品の信頼性向上のための評価基準等に関する調査検討事業報告書、三菱ＵＦＪリサーチ＆コンサルティング（２０１３年３月）
第15回国際ジェネリック医薬品連盟年次総会（ＩＧＰＡ）、総会抄録（２０１２年12月京都）
「21世紀の医薬品のあり方に関する懇談会報告」厚生省薬務局、薬事日報社刊（１９９９年）

3 長期収載品と後発医薬品

医療用医薬品は、莫大な開発費用を要することから、およそ10年の特許期間が定められていて、新薬企業は特許期間中に限り独占的な販売権が与えられている。新薬企業は、この特許期間中に開発費用を回収しなければならない。

一方、特許が切れれば医薬品は公共の財産となり、その座を後発医薬品などに譲り渡すことになる。こうした特許が切れた医薬品である、特許切れ品（off-patent drugs）には、以下の３つの種類がある。

１つめは**後発医薬品**、２つめは**長期収載品**と言って、特許が切れた新薬で、しかも後発医薬品が発売されている医薬品である。薬価基準に長期間収載されていることから「長期収載品」と言われるようになった。英語ではLong-listed productsと呼ばれている。

そして3つめは「**その他新薬**」と言って、特許は切れているのだが、製造上の困難性や採算性の観点から、後発医薬品が製造販売されていない新薬のことである。

2023年1月の有識者検討会議では、この特許が切れても依然として長期収載品からの収益を得ている新薬企業の姿が議論の的になった。長期収載品について見ていこう。長期収載品と後発医薬品はコインの裏表の関係にある。

①長期収載品の実態と課題

2019年の日本の医薬品費10兆円の内訳を見ていこう。金額ベースで見ると新薬の占める割合は6・1兆円、次に長期収載品が1・8兆円、そして、後発品1・6兆円、その他医薬品が0・6兆円となっている。長期収載品の占める割合が、全医療用医薬品の18%にも及んでいる。

これを企業別に見ると国内の医薬品企業120社のうち、売上全体に長期収載品の売り上げが50%を超える企業が約2割存在している。新薬創出等加算と言う、新薬の中でも新規性の高い新薬を取り扱う企業97社で見ても、売り上げ全体に長期収載品の売り上げ比率が50%を超える企業が約1割存在している。さらに、新薬企業と言われる企業の中で、約半数の企業が新薬創出等加算品目を取り扱っていない。そして、新薬を取り扱わず長期収載品だけを取り扱う企業が19社もある。

国際的に見ても日本は長期収載品への依存率が高く、後発医薬品のシェアの低い国だ。たとえば、長期収載品の医療用医薬品全体に占める数量シェアで見た場合、米国の長期収載品シェアは2021年で4%に対して日本は29%だ。金額シェアで見ると英国38%に対して日本は60

%シェアだ。

そして後発医薬品の特許切れ品における数量シェアでは、2021年の米国96%に対して、日本は71%、金額シェアでは英国62%に対して日本は41%のシェアだ。

有識者検討会でも構成員から、「長期収載品を売り続けないと新薬の投資を回収できない」という意見が出た。また、別の構成員からは「後発品の促進が始まって20年以上たつ。その間に新薬企業もビジネスモデルの転換が起きている。すでに、長期収載品を事業売却している企業もある、またそれまでバイオ医薬品を扱っていなかった先発メーカーで、バイオシミラーに参入したところもある。逆に何もしてこなかった会社も多い。これらの会社をどうするかという議論も必要だ」。このように長期収載品に依存していて、進まぬ新薬開発や業態転換について厳しい意見が相次いだ。

実は、国は長期収載品に依存したビジネスモデルからの転換を促すために、ZやG1、G2といった薬価算定上の取り組みを行ってきた。具体的には、2002年からは特許期間終了後の最初の薬価改定時に、長期収載品の薬価を一定割合を引き下げる「Z」方式を導入した。「Z」とはアルファベットの最後の文字、これが長期収載品の最後という意味だ。

ところが、Zでは最後にはならなかった。さらに2018年からは、後発品上市後10年以降に、長期収載品の後発品置き換え率が80%以上に達している場合には、G1と言って、徐々に長期収載品の薬価を下げて、6年間で長期収載品の薬価を後発品と同じにすることとした。

また、後発品上市後10年以降に、後発品置き換え率が80%未満の場合にはG2と言って、長期収載品は後発品の薬価の1・5倍とし、その後10年目からは段階的に薬価を引き下げていることにした。

現在、G1品目は216品目、G2品目は192品目もある。長期収載品からの脱却を目指して、Zから長期収載品の薬価を下げていったが、結局のところZでは終わらずに、G1、G2になってもまだ長期収載品は残っている。今までのやり方では限界にきているのだろう。

とはいえ後発医薬品の使用促進策の効果もあり、2022年9月現在の後発医薬品の使用割合は、数量ベースで79％と目標値の80％に近接している。

しかし、金額ベースで見ると、2021年特許切れ品の中での金額ベースでは、後発医薬品は41％、長期収載品は59％である。長期収載品は徐々に減少しつつあるが、その比率は依然として高い。

このため2023年には、政府は後発医薬品の金額ベース目標を置くことを検討している。また、長期収載品の新たな施策として、2023年には長期収載品を患者が選ぶ場合は、長期収載品と後発医薬品の価格差の4分の1を、選択療養による自己負担として課すことを検討している。

選択療養とは、差額ベッドのように、患者都合で医療サービスを選択する時に課せられる保険外診療のことだ。つまり、患者が長期収載品を選ぶ時は、差額ベッドを選ぶのと同様、割増料金を支払うということにするということだ。

②長期収載品から後発品への置き換えが進まないワケ

以上のように、長期収載品から後発医薬品への置き換えが進まないワケを見ていこう。

ひとつは以下のように、技術的に置き換えが困難な製品があることだ。①輸液・血液製剤や漢方薬、②外用剤（貼付剤・点眼剤）、③抗てんかん薬など。

（1）輸液・血液製剤・漢方薬など

製造方法や原料の特殊性等により、後発品に置き換わることが困難な製品がある。たとえば、輸液・血液製剤といった製造方法や原料の特殊性により、製造コストが高くなることから採算性の点から後発医薬品が存在しない。

輸液製剤は、大容量の規格が多く、大規模設備の必要があるので、投資コストが高額で、中小企業の多い後発品企業の参入が困難である。また、血液製剤も原料が特殊で、製造段階が多段階、製造ラインの汎用性がないこと、大規模設備を必要とすることから投資コストが高く、後発品企業の参入が困難である。

漢方薬は、生薬（しょうやく）と呼ばれる、天然物由来の物質を複数組み合わせて製造する。この生薬としては、植物由来として葉や木の皮やつぼみなどがある。動物に由来するものとして、貝殻や昆虫などがある。鉱物由来の生薬には、石膏や水晶があり、これら植物、動物、鉱物由来の様々な生薬の混合物だ。このため、製造している漢方薬の製薬メーカーが違えば、生薬も違い、その生薬の種類や比率や量が異なっている。こうした生薬の種類や混合比率を、全く同じに再現した漢方薬のジェネリック医薬品を製造することはできない。このため漢方薬では後発医薬品はない。

（2）貼付剤、点眼薬など外用剤

長期収載品と後発品とで治療効果の発現に差はないが、使用感などの付加価値により患者が長期収載品を選択している場合がある。保険薬局調査で、後発品を積極的には調剤していない、調剤しにくい剤型として挙げられるトップは外用剤である。中でも貼付薬が「患者から後発品は使ってみたが貼り心地が違う」と言われるので、調剤しにくいとのことだ。先発品では、貼付剤の支持体、膏体、ライナーの違いにより使用感、はがれにくさ等の付加価値が生まれていると考えられる。

また外用剤の中でも点眼剤については、先発品は製剤改良により、刺激感や差し心地感の点から後発品と比べて違うということで先発品が好まれる傾向がある。こうした先発品と後発品の違いが同じ効能を持っていても、先発品が患者によって選ばれる理由だ。

（3）抗てんかん薬

抗てんかん薬を先発品から後発品に変更したら、てんかん発作が誘導されたという事例から日本では、てんかん診療ガイドライン２０１８年（日本神経学会監修）では、「後発医薬品への切り替えに関して、発作が抑制されている患者では、服用中の薬剤を切り替えないことを推奨する」としている。この診療ガイドラインの記述は、先進各国でも同様の傾向にある。このため抗てんかん薬は、世界的に後発医薬品への置き換えには注意を要する薬となっている。

これに対して、先発品から後発品に替えた時に起きるてんかん発作の誘導は、もともとの疾患の自然経過の中で起きたもので、後発品が原因とは言えないという反論もある。しかし、抗てんかん薬の血中濃度の治療域が狭いこともあり、てんかん治療に従事する医師の間では、後発医薬品への切り替えが進まない。

こうした事態の中、起きたのが後発医薬品企業の品質不祥事に端を発した後発医薬品の供給不安だ。

抗てんかん薬の後発品にも供給不安が起きた。2022年4月、抗てんかん薬の「カルバマゼピン」と「バルプロ酸ナトリウム」の後発医薬品の供給不安が起きた。このため、患者が普段服用している薬を、先発品に置き換えざるを得なくなった。こうした先発品への置き換えによっても、患者の病状が不安定になったとの報告もある。結局、先発品、後発品に限らず、医薬品を変更したことに対する患者不安が原因かもしれない。こうした後発品への変更による患者訴えが多くなることは、向精神薬でも見られる。剤型が変わった、薬の名前が変わったことで、向精神薬が「効かなくなった」と訴える患者が多い。

医薬品の治験では、治験薬に外見を似せた偽薬を対照群に与える。この偽薬でも望ましい効果が出ることがある。一方、偽薬でも望まない副作用（有害作用）が現われることがある。この偽薬が、プラスの効果を表すことをプラシーボ効果と呼ぶのに対して、偽薬がマイナスの効果を表すことをノセボ効果と呼ぶ。こうした抗てんかん薬や向精神薬の後発品への置き換えは、ノセボ効果の一種かもしれない。

③有識者検討会における構成員の議論より

さて、有識者検討会で長期収載品に関するディスカッションを見ていこう。まず、長期収載品に後発医薬品に置き換えが困難な医薬品があることについて、青山学院大学名誉教授の三村優美子構成員は以下のように述べている。

「長期収載品の中には、必然的に残っている薬がある。難治性の薬や市場規模の小さい薬、血漿分画製剤のように、原材料においても特別な規制が必要である薬剤や、治療の安全性や信頼性の観点から使われている薬がある。こうした特別な意味を持った薬に関して、一般的な長期収載品におけるG1・G2モデルに乗せていくのが適当なのか？」

東海大学の堀真奈美構成員も、「長期収載品の薬価についてはZルールで終わらず、G1、G2になってきていて、今までのやり方では限界にきている」と述べている。

また貼付薬などでは、「使用感」を理由に患者が選択していることについて、有識者検討会の遠藤久夫座長は、「患者の自由意志で長期収載品が選択されているところから、差額ベッドのように長期収載品を選定療養とし、長期収載品と後発品との差額を自己負担とするという議論もある」と述べた。

神奈川県立保健福祉大学の坂巻弘之構成員は、「2014年の中医協の議論で、長期収載品とジェネリック医薬品の価格を一緒にしたらいいという話があった。これができない理由が4つある。先発側から見れば一緒にされたら、新薬開発のコストを賄えない。後発側から見れば、一緒にされたら後発医薬品がなくなってしまう。先発企業が作る長期収載品は、原材料価格が高い。先発品メーカーは、長期収載品（既存薬）から新たな薬効を見出す、ドラッグリポジショニングを行う役割もある。そのために薬価を高くしているという」

また、長期収載品の裏側としての後発医薬品については、坂巻構成員は以下のように述べている。

「ジェネリックの普及にばらつきがある。診療所ではジェネリックの普及が進まない。患者要因では子供や、後期高齢者の自己負担が抑えられていることがあるので、ジェネリック医薬品の普及が進まない。薬剤要因としては、向精神薬や悪性腫瘍薬、貼付薬が挙げられる。また、後発医薬品使用の地域格差が大きいことだ。東京、大阪、神奈川といったところで普及が進まない」

また、坂巻構成員は、長期収載品の市場からの撤退に際しての安全性情報などの引継ぎについて、「長期収載品から後発医薬品への移行に当たって、安全情報などが後発医薬品企業に引き継がれているのか？」と尋ねている。

これに対して事務局は、「先発企業には市販直後、市販後の副作用情報等の安全性データを含めて様々な情報を持っている。この確認をしていきたいと思う」と述べている。

この問題は重要だ。新薬は、その開発から市販後調査にいたるまで、医薬品の安全性データの蓄積を行っている。この情報は長期収載品が市場から撤退した後も、情報として引き継がれていく必要がある。それには情報の収集や管理コストがかかるので、公的な第三者がそれに当たることを含めての検討が必要だ。長期収載品の市場撤退とともに、その医薬品の安全性情報まで失われては元も子もなくなるからだ。

〈参考文献〉
厚生労働省「医薬品の迅速・安定供給実現に向けた総合対策に関する有識者検討会」（2023年1月26日）

4 原薬の危機

原薬とは医薬品の原材料で、薬理活性を有する有効成分のことだ。英語ではＡＰＩ（active pharmaceutical ingredient）と呼ばれる。厚労省では原薬を「医薬品の生産に使用することを目的とする物質または物質の混合物で、医薬品の製造に使用されたときに有効成分となるもの」と定義している。

この原薬の調達が今、日本では危機的な状態にある。理由は、海外の一部の原薬企業における、不純物の混入など品質問題やＧＭＰ基準違反による供給停止、さらには２０２０年、新型コロナパンデミックによる、原薬のグローバルなサプライチェーンの寸断による調達の遅れ、そして昨今の円安や物価高騰による原薬のコスト増などである。

本稿ではこうした医薬品の要とも言える原薬の危機を振りかえってみよう。まず具体例から見ていこう。

①原薬の品質問題

（1）韓国の原薬メーカーのＧＭＰ違反問題

２０１２年に韓国の原薬メーカーが原薬の製造過程でＧＭＰ違反を指摘された。このため厚生労働省は、２０１３年１月に原薬の供給を受けていた国内後発品メーカー13社に対し、製造管理・品質管理に関する改善命令を出した。

医薬品医療機器総合機構（ＰＭＤＡ）が、海外製造所のＧＭＰ調査を開始した２００４年以降、国内13社に一斉に改善命令を出すのは初めてのことだった。このため、韓国の原薬メーカから供給を受けていた国内13社が、相次いで後発医薬品の販売を停止をした。海外の原薬メーカーの不祥事で、国内の後発医薬品流通が大規模に停止したのはこの事例が初めてだった。

（2）バルサルタンのニトロソアミン混入問題

中国の製造所で製造された、降圧剤のバルサルタンの原薬から発がん性物質が、２０１８年6月にスペインで検出され、欧州で製品回収が始まり世界的な問題となった。バルサルタンの原薬製造過程で、発がん性物質であるニトロソアミンの一種である、Ｎ－ニトロソジメチルアミン（ＮＤＭＡ）やＮ－ニトロソジエチルアミン（ＮＤＥＡ）が発生した事例である。

このため国内でも２０１８年7月に、あすか製薬は、バルサルタン錠「ＡＡ」の全ロットを対象に自主回収した。

一方で、この問題はバルサルタンにとどまらず、欧米ではインドの製造所で製造されたイルベサルタンでもＮＤＥＡが検出されたことが公表され、オルメサルタン、ロサルタンなどのサルタン系の医薬品に広く広がり世界的問題となった。

バルサルタンの製造過程でニトロソアミンが混入した原因は以下である。バルサルタンの製造において、反応で余ったアジ化試薬の反応を停止する目的で、亜硝酸ナトリウムを使用したところ、溶剤のジメチルホルムアルデヒドと反応し、ＮＤＭＡが副生し、原薬に残留したためである。

このため厚労省は２０１８年11月に通知で、これまで先発医薬品にのみ適応されていた原薬の発がん性物質の管理ガイドラインＩＣＨ‐Ｍ７を、後発医薬品にも適応することとした。これにより原薬の管理値が、「NDMA 0.0959 μg／ml、NDEA0.0265 μg／ml」以下に定められることになった。

しかし、事態はさらに広がる。２０１９年９月に胃潰瘍薬のラニチジン、ニザチジンにもニトロソアミンの混入が認められた。そのメカニズムは明確でないものの、原薬の分解によりＮＤＭＡが生成されることが示唆された。ラニチジン、ニザチジンはその分子構造にＮＤＭＡと類似構造を持っている。

また、２０１９年12月には、シンガポール保健科学庁が、糖尿病薬のメトフォルミンからＮＤＭＡが検出されたことを公表した。混入原因は明確ではないとしたうえで、「ＰＦＰアルミ箔の錠剤接触面の印刷インクに含まれるニトロセルロース系樹脂由来物質が、原薬中のジメチルアミンと反応してＮＤＭＡが生成した可能性がある」としている。

さらに２０２１年６月、ファイザーは、禁煙補助薬のチャンピックスの特定ロットに、有効成分のバレニクリンに由来するニトロソアミン（Ｎ‐ニトロソバレニクリン）が検出されたと公表した。このようにニトロソアミン問題は多くの医薬品の中で広範囲に広がった。

(3) セファゾリン問題

抗菌剤のセファゾリンは、日医工がイタリアの原薬メーカーの２社より原薬を輸入して製造販売を行っていた。

２０１８年末より、イタリアの原薬メーカーの1社から輸入している原薬に、異物混入ロットが急激に増え、製造できない状況になった。原因は、イタリアの1社の委託先でのナトリウム塩化製造工程でのトラブルだった。

一方、セファゾリン原薬の出発物質であるテトラゾール酢酸（ＴＡＡ）は、世界で唯一中国のメーカーが製造していた。しかし、同社が環境規制問題で、中国当局の指示により生産を中止したため、世界的にセファゾリンの供給停止となった。このため日医工は２０１９年2月、国内の全医療機関に対してセファゾリンの供給停止を行った。供給停止は、２０１９年11月まで続いた。このため、代替薬への置き換えが起きたが、代替薬にも出荷調整等の影響が広がった。特に術中投与の抗菌剤不足が国内で広がった。

②複雑な原薬サプライチェーンと進む海外依存

原薬の製造工程は、複雑で長い工程をたどる。そして、その多くを海外の製造所に依存している。まずその製造工程を見ていこう。

原薬の製造工程は、化学反応を多段階で組み合わせて製造する。原薬ができるまでには、原料、中間体を、試薬や溶媒を用いて多段階の製造工程を経る。使用する試薬や溶媒には、可燃性、爆発性のある危険物が多い。

また、毒劇物であることも少なくない。このため安全対策と原薬への残留量管理が必須である。また、副生成物として有毒物質（ハロゲン化物、硫化水素等）の悪臭ガス、色の濃い排液等が発生することがある。このため製造所は環境問題を引き起こすこともある。

一度、山陽地方の原薬工場を見学したことがある。原薬工場は、こうした環境問題のため都市部から離れた山間地にある。工場内では何台もの反応釜が並び、そこから出る熱気と騒音、においに包まれていた。こうした原薬製造所の環境問題から、今では国内での原薬製造所は減少し、中国、インドなどに移っている。

また、原薬の製造工程が長いので、原料製造所、中間体製造所、粗原料製造所、原薬製造所と分業するケースが多い。また、複数の原薬で共有可能な原料、中間体が多いことが分業化に拍車をかける。そして国内、国外に製造所のサプライチェーンが、クモの巣のように複雑に張り巡らされている。


こうした事情から後発医薬品の原薬の海外依存が高まっていて、国内企業の50％が海外原薬に依存し、国内原薬は30％程度である。

海外では、企業数ベースで見ると中国、インド、イタリア、韓国で65％を占めている。一方、購入金額ベースで見ると順位が入れ替わり、韓国、中国、インド、イタリアの順となっている。

このように多国間で企業分業が進むと同時に、競争力の強い原薬銘柄が、複数の製薬メーカーによって共有されるために、特定銘柄による原薬や中間体の寡占化が進み、セファゾリン問題で見たように、中国のひとつのメーカーに重要中間体テトラゾール酢酸（ＴＡＡ）が独占され、その企業の撤退が世界的な影響をもたらすことになる。

③原薬の法規制

さて、原薬における法規制について見ていこう。原薬の開発段階においては、安全や環境を守るための法律である、「化学物質の審査及び製造等の規制に関する法律（化審法）」や「労働安全衛生法」が適応となる。また、医薬品としては、医薬品医療機器等法の適用となる。この医薬品医療機器等法に従い、原薬製造業者は、製造所毎に厚生労働大臣の許可を受ける必要がある。

原薬は、そのままでは一般消費者に販売されることはなく、医薬品の製剤を行うための「製造専用の医薬品」として使用される。医薬品の製造販売業者は、製造販売承認申請書に、原薬の製造及び品質に関する情報を記載して、規制当局に提出する。具体的には、原薬製造業者が作成し、当局に届出た原薬等登録原簿（マスターファイル、以下ＭＦ）から原薬の情報を引用して提出する。

マスターファイルとは以下である。原薬製造業者の原薬の製造法や品質に関する情報には、特許事項などの保護すべき知的財産も含まれている。この原薬製造業者の知財保護の観点からＭＦ制度が導入された。原薬製造業者は、原薬の製造方法・製造管理・品質管理等に係る、審査に必要な情報をＭＦに登録する。製造販売業者は、規制当局に提出する製造販売承認申請書には、ＭＦに登録された原薬の名称や登録番号、登録証公布日のみを記載する。医薬品の製造販売承認申請の審査時点では、ＭＦの内容についても審査が行われる。

また、原薬製造業者は、製造販売業者との間で、医薬品の品質管理の基準であるＧＱＰ（Good

Quality Practice）で定められた、製造販売品質保証基準の取決めをもとに、製造管理及び品質管理の基準であるGMP（Good Manufacturing Practice）を遵守して製造を行う。そして、当局によるGMP適合性調査及び医薬品製造業許可の、定期的な更新を受けることになる。

また、原薬を輸出入するには、輸出入先国の制度に適合する他、医薬品医療機器等法などの国内の規定に従って手続きを行う必要がある。

④国際協調ガイドラインと日本の特殊性

また、医薬品は前述したように国際的な分業体制のもとで供給されるので、以上のような国内法に基づく規制のほか、国際的な立場から守るべき以下のガイドラインも作られていて、これを遵守する必要がある。CTD、ICH、PIC/S、各国の薬局方や環境規制など。

CTDとは、コモン・テクニカル・ドキュメント（Common Technical Document）の略称で、医薬品の承認申請のために作成する、日米EU共通の国際共通化資料のことである。この資料は、申請する医薬品の品質や臨床試験に関する情報や申請様式などの申請資料を、国際的な共通化を目指してまとめたものである。このCTDにより、海外原薬のMFも引用しやすくなっている。

ICHは、医薬品規制調和国際会議（International Council for Harmonisation of Technical Requirements for Pharmaceuticals for Human Use）のことである。

医薬品規制当局と製薬業界の代表者が協働して、医薬品規制に関するガイドラインを科学的・技術的な観点から行う国際会議である。前述の原薬の発がん性物質の規制の国際調査も、この

ＩＣＨにより取り決めが行われている。ＩＣＨは、１９９０年の創設以来、グローバル化する医薬品開発・規制・流通等に対応するべく、年々進化し高度化している。先述のバルサルタンにおけるニトロサミンの検出も、検出技術の高度化と、これまで国内では先発医薬品にのみ適応されていた、原薬の発がん性物質の管理ガイドラインＩＣＨ－Ｍ７を、後発医薬品にも適応することとした結果である。

ＰＩＣ／Ｓは、医薬品査察協定及び医薬品査察共同スキーム（Pharmaceutical Inspection Convention and Pharmaceutical Inspection Co-operation Scheme）のことであり、医薬品分野における、国際的に調和されたＧＭＰ基準及び査察当局の品質システムの開発・実施・保守を目的とした、査察当局間の非公式な協力組織だ。

また、日米欧の薬局方（ＪＰ、ＵＳＰ、ＥＰ）は、それぞれ各国の原薬規格を定めている。日本の薬局方（ＪＰ）は、先発品企業が提案している内容で設定していることが多い。一方、米国の薬局方（ＵＳＰ）や欧州の薬局方（ＥＰ）では、後発品企業の意見や管理状況も反映されている。どちらかと言えば、ＪＰはより厳しい品質規格設定になる傾向がある。このため日米欧の薬局方の違いの溝があるのが現状だ。

また我が国では、文化や感性に起因して、品質要求のレベルが欧米とは異なる。日本では、原薬の異物や、白色に対するこだわり、残留溶媒等に起因するにおいに対して敏感である。一度、ＰＭＤＡの窓口に消費者から製剤のにおいの苦情が寄せられたことがある。精査したところ、インドの製造ラインにおける洗浄液の残留が原因だった。この製剤でにおいの苦情が出たのは日本だけであったという。

⑤原薬調達の新たなリスク

以上見てきたように、医薬品の要である原薬の製造流通過程には、様々な以下のリスクが付きまとう。

製造過程における不純物混入リスク、発がん性物質の副生、特定の原薬メーカーや重要中間体メーカーの寡占化や、海外依存、薬事制度の日米欧の差異、原薬製造に対する環境政策の影響などである。

さらに昨今の新たな危機としては、エネルギー・物価高騰による原材料高騰、国際紛争や戦争、コロナなどの感染症パンデミックによる原薬メーカーの破綻などが挙げられる。

また日本では、薬価下落による原薬取引価格への値下げ圧力による原薬メーカーの収益力低下、原薬メーカーの生産能力や品質管理体制のひっ迫、投資余力の低下、また我が国における円安、物価高による原薬の調達コスト増が大きな課題となっている。

日本製薬団体連合会（日薬連）によると、２０２１年と２０２２年を比較すると、直近の物価上昇、為替変動により、原薬、原材料の調達コストが倍増している。原薬は、２００％増、原材料は４２０％増となっている。特に後発医薬品は、薬価が先発品に比べて安価な分、製造原価率が相対的に高く、原薬や原材料の高騰の影響を受けやすい。

後発医薬品では、製造原価が薬価の80％を超える品目が3割以上も占める。その中には、安定確保医薬品や基礎的医薬品といった、医療上の必要性の高い医薬品が多数含まれている。

こうした製造原価の高騰は、医薬品の場合、公定薬価が定められているため、薬価を超えて製品にコストを転嫁することができない。昨今の国際的な原薬調達リスク回避のため、原薬調達先のマルチソース化にもコストがかかる。原薬の安定供給のための予備在庫や備蓄にも経費がかかる。

原薬調達の停止がいつ、どこで起きるかもわからない。そもそも原薬の調達ルートが複雑に入り組んでいるので、どこにその調達ボトルネックがあるのかも、サプライチェーンを丹念にマッピングしなければ明らかにならず、その有効な防止策の立案もできない。

さらに、国際紛争や感染症パンデミック、火災や水害、地震などの自然災害、また各国の経済安全保障戦略や環境規制行政の急な変更も原薬調達に影響を及ぼす。特に医薬品は各国にとって戦略物質の一つであるので、国際間の関係悪化によって、いつなんどき原薬の輸出停止の憂き目に遭うかもしれない。

いつの時代でも医薬品は戦略物質であった。第二次世界大戦中、日本の潜水艦が極秘裏にドイツから、当時開発間もないペニシリン（碧素）の原薬製造に関する原著論文を、南アフリカの喜望峰経由で日本に運びこみ、国内生産に成功したという逸話が有名だ。それくらい医薬品は国の安全保障の要（かなめ）である。

原薬が、時代を超えて医薬品の安定供給の最大の要であることを、改めて認識すべき時だ。

コラム●ジェネリック医薬品企業の闇

小林化工・日医工などのジェネリック医薬品企業不祥事により、ジェネリック医薬品の供給不足が続いている。こうした中、2021年8月に発刊されたキャサリン・イーバン著『ジェネリック医薬品の不都合な真実』を読んだ。本書では、米国の食品医薬品局（ＦＤＡ）とインドのジェネリック企業のランバクシー社の闘いがリアルに描かれている。それはランバクシー社の元社員からの内部告発から始まる。５年にわたる企業側のデータ改ざんや事実隠蔽とＦＤＡの査察者による摘発との攻防の幕開けだ。

さて、ジェネリック企業は以下の3つのトライアングルの中でビジネスを行っている。「コスト」、「スピード」、「品質」だ。ジェネリック医薬品はまずコストを抑えなくてはならない。そして、先発品の特許が切れた瞬間に、上市して市場を占有するスピードが求められる。そして、最後に品質だ。

この点、ランバクシー社は、品質などお構いなしに、コストとスピードを追い求めたのだ。そのためなんと米国のニュージャージから新薬を無申告でインドに運びこみ、その新薬を粉砕して自社のジェネリック医薬品の承認試験用のデータを捏造することまで行った。さらに、品質については承認基準の厳しい先進国向けと甘い途上国向けのダブルスタンダードで行っていた。しかもこうした違反を長年、ＦＤＡの査察官の目をかいくぐり行っていたのだ。

しかし、ランバクシー社の元社員の内部告発後、ＦＤＡの腕利きの査察官ピーター・ベーカーがインドに送り込まれ、不正を暴く。ベーカーはランバクシーの現地工場のごみ袋から、またコンピューターファイルの片隅から、不正の証拠を見つけ出し、次々と摘発する。本書では、こうした攻防がまるでサスペンスドラマのように展開する。こうした告発の結果、ランバクシー社は、今はもはや存在しない。

読み終えて感じたのは、ランバクシー事件は今回の日本のジェネリック企業の不祥事と程度の差こそあれ共通していることだ。日本におけるジェネリック医薬品は、特許切れ品市場の80%に達しブームの頂点を迎えた。こうした中の不祥事だ。ジェネリック医薬品ブームはもはや終わりだ。今は立ち止まって品質を最優先にジェネリック企業を見直す時だ。

本書の最後で、ＦＤＡの伝説の査察官ベーカーが製薬企業に求めた言葉が心に突き刺さる。それはただ一言「誠実さ」であった。

第3章

薬価制度と流通の課題

本章では我が国における薬価の決め方や、流通の現状を振り返ってみよう。

薬価制度は国によって異なる。我が国の薬価制度のポイントは、保険収載される医薬品は、公定価格（薬価）が決められ、その薬価を上限とした市場取引がされていることだ。そして、毎年、市場価格を調査して、その加重平均を基に翌年の薬価を決めるという市場実勢価方式を取っている。

また、医薬品の流通取引も、メーカー仕切り価、一次売差マイナス、総価取引、未妥結仮納入など、他の業界の流通に見られない独自の商習慣によっている。

1 薬の値段の決め方

本項では医薬品の値段（薬価）は、どのように決められているかを見ていこう。

我が国では医薬品は、大きく2つに分けられる。1つは保険適用となる医療用医薬品と、2つめは保険適用にならない一般用医薬品だ。このうち医療用医薬品については、全国一律の公定価格である「薬価」が定められている。一方、一般用医薬品は、一般の物品やサービスと同じように自由価格となっている。

医療用医薬品の公定価格が定められているのは、医療用医薬品が生活のインフラとなっていて、医薬品が社会保険や税金などの公的財源で賄われるからだ。このため、医療用医薬品の薬価の決定は、政府の関与のもと行われる。医療用医薬品のほか、公定価格で決められているものには、電気、ガス、水道、交通機関、通信関連など多岐にわたる。

①新薬の薬価の決め方

新薬、すなわち薬事承認がなされ、保険に新規収載される医薬品の薬価設定には、「類似薬効比較方式」と「原価計算方式」の2つの価格決定方式がある。

(1) 類似薬効比較方式

類似薬効比較方式とは、すでにある医療用医薬品と似たような新薬が出てきた場合は、類似薬効比較方式がとられる。

つまり、似たような薬効があれば、値段も同じようにするという考え方だ。そして、類似薬効比較方式では、新薬の薬効以外で新規性があれば、既存の医薬品の薬価に、補正加算と言って、画期性、有用性、市場性に応じて、0~120%の間で評価する加算や、小児加算、先駆け審査指定制度加算などの上乗せをする。

そして、さらにアメリカ、イギリス、ドイツ、フランスにおける価格の平均額との乖離が大きい場合、その平均額を踏まえて外国平均価格調整を行う。つまり、先進諸外国の新薬の値段の相場に合わせることをしている。

ただ、この方式にも課題はある。課題は類似薬の選び方だ。類似薬は、対象疾患や作用機序、投与経路、薬効などが最も似ている類似薬を選んで決める。

しかし、その類似薬の選び方で、新薬の薬価も変わってくる。さらに同じような薬効といっても、現在の薬効の決め方そのものに課題がある点だ。

あとでも詳細を記述するが、薬の効き目は現状ではその臨床生理的な効果で決めている。たとえば、高血圧であれば血圧がどれだけ下がったのか、糖尿病であれば血中の「HbA1c」がどれだけ下がったのか、といういわゆる生理学的指標（バイオマーカー）を測定して決めている。また、抗がん剤では生存期間を指標として決めている。

しかし、バイオマーカーや生存期間では、似たような結果が出ても、別の測定方法、たとえばＱＯＬ（生命の質）の測定や、これも第5章で述べるが、生産性の向上や介護負担の軽減といったような社会的価値を計ってみると別の結果が得られるかもしれない。現状では、こうした臨床生理学的価値以外の評価については、ＱＯＬについては一部用いているが、社会的価値の測定は用いていない点が挙げられる。

(2) 原価計算方式

次に原価計算方針を見ていこう。既存の新薬とは薬効の上でも類似性のない全く新しい薬が開発された場合には、原価計算方式を用いる。

この方式では、新薬の原材料費、労務費、製造経費から製造原価を算定する。これに、販売費・一般管理費、営業利益、流通経費、消費税等を上乗せして製品総原価を算出する。

各費目の計算に用いる数字は、原則、前年度末時点で取得できる、直近3カ年の医薬品製造業の実績平均の値とされている。つまり、新薬の原価を積み上げていって、薬価を算出する方式だ。

こうして原価を積み上げた上で、さらに補正による加算を行う。加算額は、製品総原価に、加算率と加算係数を掛け算した額だ。加算率は、新薬開発のイノベーションを評価するもので、その要件や水準は類似薬効比較方式の補正加算を準用して、0～120%の範囲内で決める。

一方、加算係数は、経費の中医協薬価算定組織への情報開示度が低い場合に、補正加算を低くする仕組みである。製品総原価中の開示可能部分の割合に応じて、開示度が80%以上であれば1・0、開示度が50～80%であれば0・6、開示度50%未満であれば0・2の値となった。しかし、2022年改定より、開示度50%未満がゼロとなった。加算計数がゼロとなると加算が付かなくなる。

また、最近の新薬はベンチャーが創出し、製薬企業へライセンスアウトして作られる製品が多い。また、開発も医薬品の受託開発製造（CDMO）を行う企業も多い。こうした委受託関係を乗り越えて、製造原価を明らかにすることが困難な場合が多く、開示度が50%未満で加算が付かないケースが増えている。

そして最大の課題は、そもそも原価計算のみでイノベーションを評価できるとはとても思えない点だ。

現在、創薬の確率は3万分の1と言われている。つまり、3万の候補物質から製品になるのは1つしかない。1つの製品の陰には、3万近い候補物質の開発投資があったはずだ。こうした開発リスクを原価に反映することは不可能だ。

また、最近では再生医療等製品の上市が増えてきた。こうした製品は、これまでの医薬品とは全く異なる製造工程を経て作られる。また、その効果も1回投与で、それまで不治の難病を完治させる薬も現れている。こうした医薬品は、医療的価値ばかりでなく、社会的価値においてのイノベーションとは何かという課題にぶつかる。つまり、画期的新薬のイノベーションを

新薬の薬価算定方式

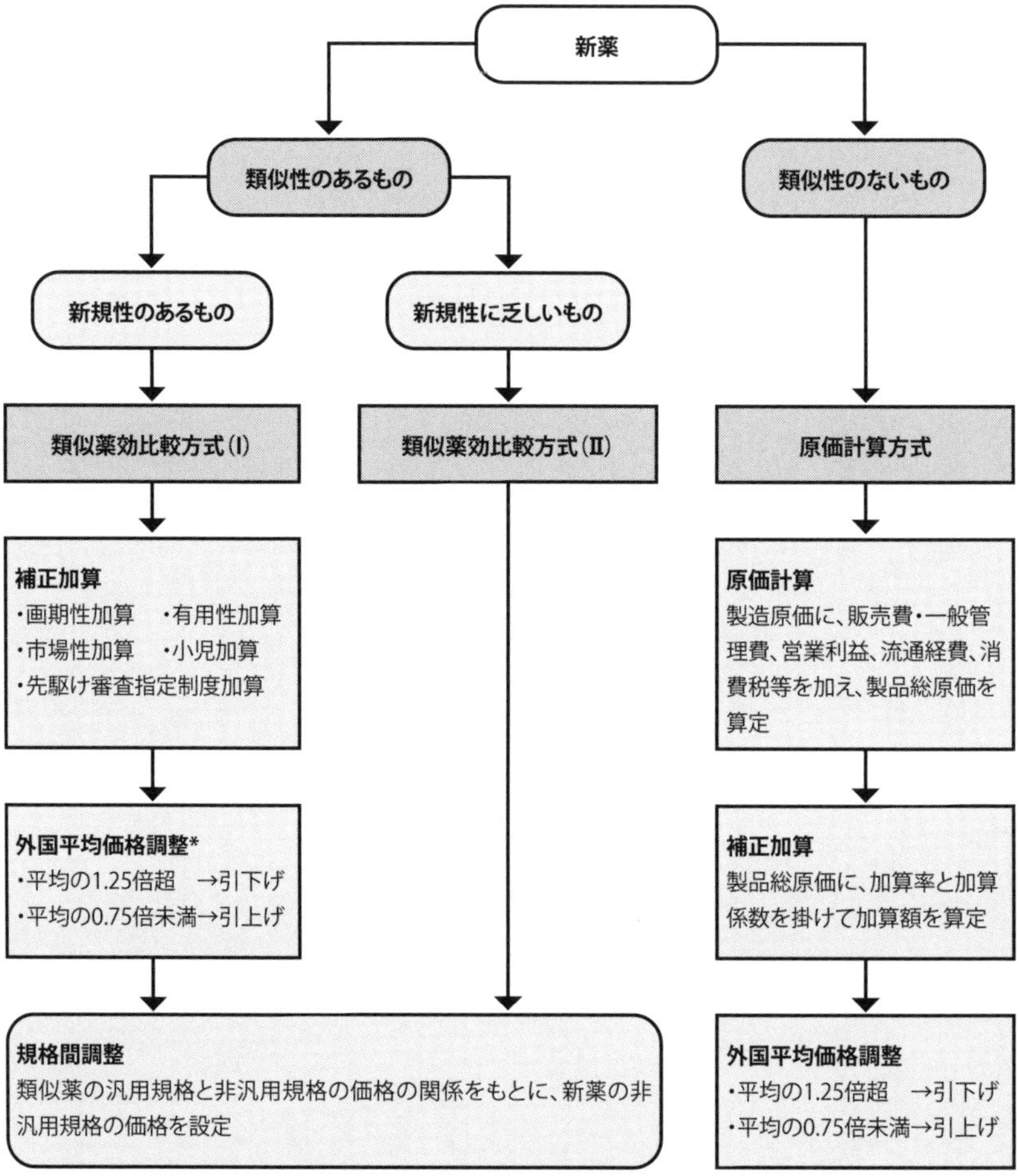

＊薬理作用類似薬が存在する場合には、外国平均価格調整は行いません。
●出典：中医協総会資料をもとに筆者作成（総-2-1　参考1、2014年4月9日）

どのように医療的、社会的に評価するかという課題だ。

さて以上を前頁のように図表でまとめてみる。新医薬品の薬価設定に当たり、多くの場合、薬価算定方式として、類似薬との比較に基づく「類似薬効比較方式（Ⅰ）」が適用される。ただし、新規性のないものは「類似薬効比較方式（Ⅱ）」が適用される。また、類似薬がない場合は「原価計算方式」が適用される。２０１７年の実績を見ると、類似薬効比較方式（Ⅰ）が約57％、原価計算方式が約26％、新規性の低い薬剤が対象となる類似薬効比較方式（Ⅱ）や、その他の算定方式が約18％を占めている（前頁の図参照）。

そろそろこの類似薬効比較方式、原価計算方式も時代に合わせて、新たな評価方式に切り替える時期が来ていると言える。

②既収載品の薬価見直し

（1）既収載品の市場実勢価による見直し

さて、保険収載された医薬品は既収載品と呼ぶ。この既収載品の市場での流通が始まると、その医薬品の値段は市場の原理に任されることになる。すなわち医薬品は、医薬品メーカーから、医薬品卸業者を通じて、医療機関、保険薬局に販売される。医薬品卸事業者と医療機関、保険薬局との間の交渉で値段が決まる。ただ、その値段は薬価を天井とした値段の決め方になる。

売り手は、薬価ぎりぎりか、場合によっては薬価そのもので売りたい。しかし、買い手は薬価より、より安価な値段で買いたい。そして、薬価と購入価の差分、薬価差益を取りたい。このため、薬価と実際の購入価格の間には常に乖離が生じる。こうした商取引により決まってくる市場の実際の薬の値段を、「市場実勢価」と呼ぶ。

既収載品の薬価は、この市場実勢価の調査によって決められる。具体的には、定期的に実勢価の市場調査を行い、それに合わせて薬価改定を行う。こうした薬価の実勢価格調査は、薬価改定の前年に行われる。そして、新薬は保険収載されてから時間が経つに連れて、実勢価格はどんどん下がっていく。

さて以前は、薬価改定は、2年に1回の診療報酬の改定ごとに行われるのが習わしであった。しかし、一部の医薬品に薬価と実勢価の大幅な乖離があったため、2016年の薬価制度の抜本改革から毎年薬価改定が行われ、薬価調査も毎年行われるようになった。なお2年ごとの定期の薬価改定では、全品目の実勢調査が行われるが、中間年には全数調査ではなく、大手卸を中心に行う部分的実勢調査が行われている。

この毎年改定には業界がこぞって反対したが、政府によって押し切られ、これによって薬価の下落スピードが加速した。

(2) 既収載品の薬価特例

基本的に既収載品は、薬価の市場実勢価格調査により薬価が見直される。しかし、それにはいくつかの特例がある。主な特例を見ていこう。

・新薬創出等加算

画期的な新薬も、薬価改定時に加算が行われて、通常であれば薬価が下がっていく。しかし、画期的新薬の薬価を維持する仕組みがある。

新薬は、特許期間中には独占的に販売することができ、企業はこれによって新薬に投じた開発経費を回収している。しかし、この新薬の薬価も、毎年の薬価改定によって市場実勢価格に応じて下落する。このため、医薬品メーカーに革新的な新薬の創出を促すために、薬価を維持したり、下がりにくくする仕組みが２０１０年より設けられた。それが「新薬創出・適応外薬解消等促進加算」（「新薬創出等加算」）と呼ばれる仕組みだ。

新薬創出等加算は、品目要件と企業要件の２つからなる。

品目要件は、医薬品そのものの革新性や有用性を評価する。具体的には、その品目の画期性加算や有用性加算を有する点で評価する。

もう１つは企業要件で、医薬品企業が、革新的新薬創出、ドラッグ・ラグ対策、世界に先駆けた新薬開発を行っているかという点を評価する。

加算対象の医薬品は、ジェネリック医薬品未発売かつ薬価収載後15年未満のもので、先の品目要件、企業要件をフルに満たせば、最も大きな加算が適用され、その場合は、薬価改定時の薬価がそのまま維持される。この新薬創出等加算は、導入当初は企業から歓迎された。

しかしその後、２０１８年の薬価改定では、要件の厳格化等により、当初よりは対象品目の絞り込みや薬価の下方修正で薬価維持が難しくなり、企業からの不評を買っている。

・市場拡大再算定

新薬が想定以上に売れたり、用法や用量に変更があったりした場合には、薬価の引き下げが行われることがある。薬価の見直しは、薬価改定で行われることが原則だ。しかし、販売後に、新薬が想定以上に売れると、特別に薬価の引下げが行われることがある。これを「市場拡大再算定」と呼ぶ

想定以上に売上げが出た医薬品について、薬価を引き下げる措置のことだ。その考えの背景には「薬価を引き下げても、市場が拡大しているのだから、新薬メーカーの収益確保は可能」とする考え方がある。しかし、新薬メーカーの側としては、製品の優秀性や自分たちの企業努力で売上げが増えても、薬価の切り下げにつながるため、イノベーションを阻害し、新薬開発の意欲が削がれるとして反対している。

さらに問題なのが、２００８年改定による、「市場拡大再算定対象品の全ての薬理作用類似薬」が、市場拡大再算定類似品として扱われることになったことだ。いわゆる、共連れルールや道連れルールだ。薬理作用が似ているということだけで、市場拡大再算定品と同様の扱いを受けることになったのだ。これには、製薬企業は「市場の予測性を損なう」と言ってこぞって反対をしている。薬理作用でひとくくりにして一挙に薬価を下げる、〝連座制〟というなんとも苛烈な薬価下落政策だ。

・特例拡大再算定

近年オプジーボのような抗がん剤などで、治療効果が高いが高額な医薬品が上市されるようになった。

そして、オプジーボの場合、適用対象となるがんの病態の範囲が拡大され、対象の患者が増加したことにより、これらの医薬品の費用が医療費全体を押し上げて、医療財政を圧迫するとの懸念が生じた。

そこで、2016年に、「特例拡大再算定」と呼ばれる、市場拡大再算定の特例版が導入された。2017年2月には、この特例拡大再算定によって、緊急的に抗がん剤のオプジーボに限って、薬価を半額に引き下げる対応がとられた。

・用法用量変化再算定

用法用量変化再算定は、主たる効能効果の変更に伴い、用法用量が追加された薬のうち、「市場規模が100億円超、かつ市場規模が効能変更等の承認を受けた日の直前の薬価改定の時点における年間販売額から10倍以上の薬」が対象となる。

オプジーボは、最初の薬価収載時の効能・効果は、「根治切除不能なメラノーマ（悪性黒色腫）」だが、2015年12月に「切除不能な進行・再発の非小細胞肺癌」が追加され、用法・用量が2・25倍になった。オプジーボは、前述のように特例市場拡大再算定の対象薬でもあるが、さらに用法用量変化再算定の適用となって薬価が引き下げられた。

（3）長期収載品の後発医薬品普及率に応じた引き下げ

日本では、特許期間切れとなった医薬品（長期収載品）が、後発医薬品ほど価格が下がらないまま使用され続け、後発医薬品への転換が進まない要因の一つと考えられている。いわゆる、企業の長期収載品への依存体質だ。このため、後発医薬品が発売されて5年経過した薬価改定以降で、長期収載品の特例引き下げが行われることになった。

引き下げ幅は、後発医薬品への置き換えの進み具合に応じて、定められている。２０１８年の薬価改定では、後発医薬品への置き換え率が40％未満の長期収載品は、改定後の薬価から２％を差し引くことなどとされた。また、後発医薬品が発売されて10年が経過した薬価改定以降は、長期収載品の薬価を後発医薬品の薬価を基準に段階的に引き下げることとした。

（4）費用対効果

医薬品について、費用対効果を分析して、その結果に基づいて薬価の改定を行う仕組みが２０１８年より導入されている。具体的には、革新性が高く市場規模の大きい、後述する７つの医薬品が対象となった（１１８頁参照）。

費用対効果は、分析対象の新薬が、既存薬に比べて、どれだけＱＡＬＹの増加効果があり、それに対してどれだけ費用がかかるかで評価する。ＱＡＬＹ（Quality-Adjusted Life Year）とは質調整生存年のことである。これには健康の効用値を測定する。

具体的には、完全な健康の効用値を1とし、死亡を0とした時に、たとえば乳がんを持ちながら生きる健康の効用値が０・７とする。こうすると、完全な健康で生きる1年は1ＱＡＬＹで、乳がんで生きるＱＡＬＹは０・７ＱＡＬＹとなる。

この時乳がんに対する新たな抗がん剤の新薬が出て、その健康効用値が０・７から０・８まで上がり、０・1ＱＡＬＹの増分ＱＡＬＹが得られたとする。この増分ＱＡＬＹの1年分、す

ICERに基づく薬価引き下げ

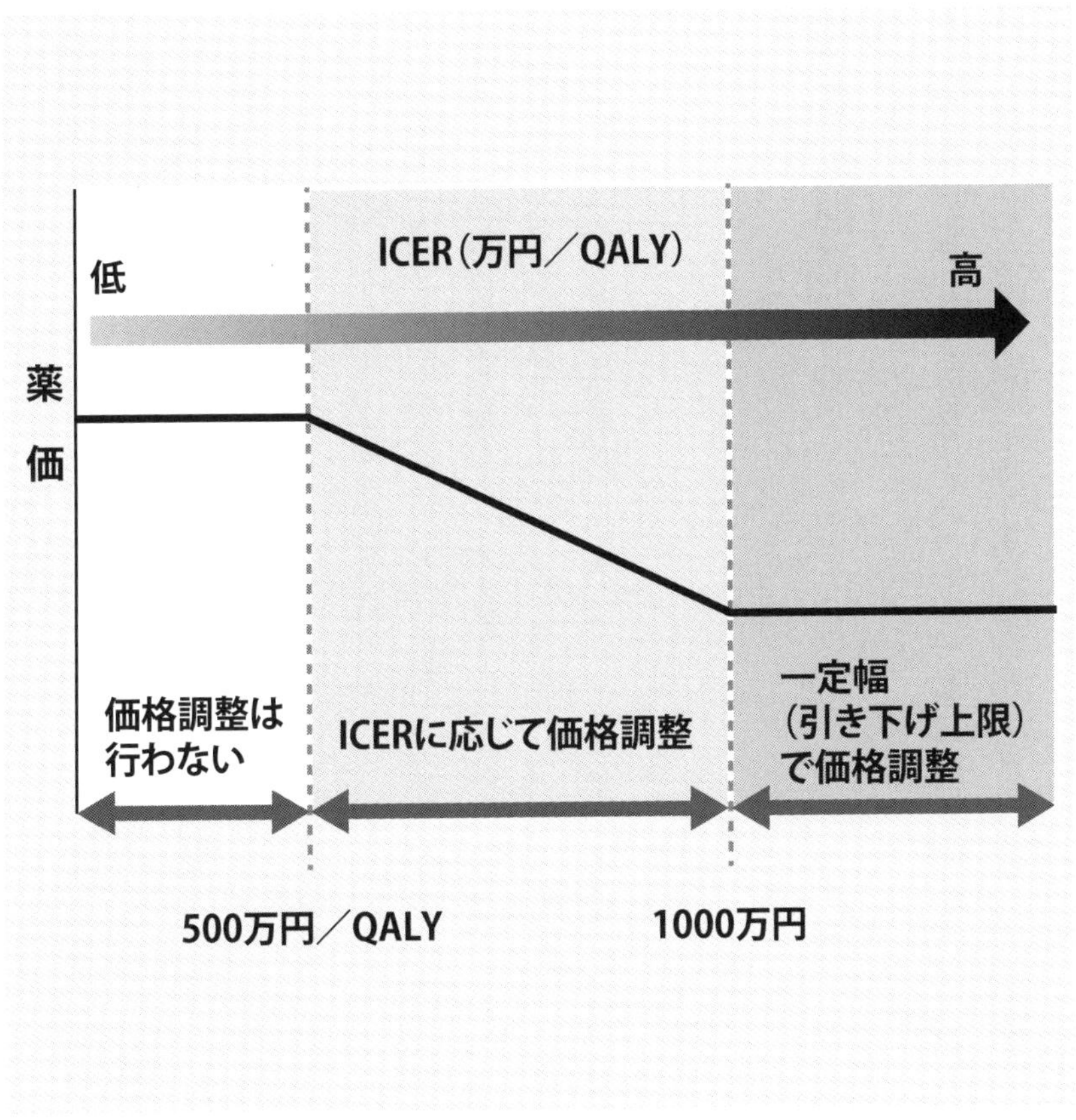

●出典：「中医協 費用対効果・薬価・医療保険材料専門部会合同部会」（2017年10月25日）の資料をもとに作成

なわち、1増分QALYを得るのに必要な費用を計算する。

つまり、費用を1増分QALYで割り返したものをICER（Incremental Cost-Effectiveness Ratio、アイサー）と呼ぶ。つまり、ICERが多いほど、同じ効果を得るのに費用が多くかかるということになる。試行的に導入された価格調整では、ICERが500万円以下の場合、薬価の引き下げは行わない。500万円超1000万円以下の場合、ICERが多ければ多いほど薬価の引き下げ率が高くなる。ICERが1000万円を超える場合、薬価のうち、価格調整対象部分の90％が引き下げとなる（117頁の図参照）。

このように日本では、既収載品の薬価見直しの時に費用対効果が用いられている。具体的には、以下の7製品、C型慢性肝炎治療薬のソバルディ（ギリアド社）、ハーボニー（同）、ヴィキラックス（アッヴィ社）、ダクルインザ（ブリストル・マイヤーズ社）、スンベプラ（同）、抗がん剤のオプジーボ（小野薬品工業社）、カドサイラ（中外製薬社）が費用対効果の対象医薬品となった。

2 薬価差とは何か？

薬価差とは、公定薬価と病院・診療所・薬局など、医療機関の実際の購入価の差のことだ。今から30年以上も前の1989年秋、旧厚生省の保険局長が国会で「薬価差益は、薬代の25％、推計で年1兆3248億円にのぼる」と明らかにした。その翌年の1990年に日本製薬工業協会（製薬協）が、「1兆3000億円はなにか—薬価差問題の解消をめざして—」というシンポジウムを開催する。

30年前のことは今でも覚えている。製薬メーカーが医療機関に持ってくる新薬には、かならずおまけで無料のサンプルが付いてくる時代だった。このサンプルを処方して、公定薬価で償還してもらえば購入価はゼロ円、儲けはすべて医療機関のものという時代だ。このため新薬が飛ぶように売れた。しかし、新薬などそうそう簡単に作れるものではない。このため、既存薬の化学構造にちょっとだけ手を加えたゾロ新と呼ばれる薬が、それこそゾロゾロ世に出てくる時代だった。まさに医薬品の薬価差バブルの時代だった。

①1996年薬価差問題プロジェクトチーム

こうした中、1996年、旧厚生省に保険局長をチームリーダーとする「薬価差問題に関するプロジェクトチーム」が作られる。まずこのプロジェクトチームの報告書を振り返ってみよう。この時代の議論がそのまま今日にも通じるからだ。実は、薬価差問題は、当時も今も本質的には変わってはいない。

まず、プロジェクトチームでは、薬価差の影響について見ている。まず医療機関に対しては、「薬価差は診療報酬の技術料の低さを補うための経営原資となっている」、このため「本来であれば（薬価差）は適正に技術料に振り替えられるべきとの意見がある」としている。

また、医療機関では「薬価差益により古い薬から新しい薬に移行する、いわゆる新薬シフトや、医薬品の過剰使用につながる」としている。

次に製薬企業については、「新薬シフトのために新規性に乏しい医薬品の開発が顕著であること」、「一方、薬価収載から長期間を経た医薬品については、度重なる薬価改定でかなりの低薬価となり、供給するインセンティブが薄れていること」などを挙げている。

また卸業者に対しては、後で詳細を述べる「加重平均一定価格幅方式のいわゆるR幅が段階的に縮小していることにより、薬価差縮小のスピードも緩やかであるという意見もある」としている。また、一方「卸全体では、（薬価の低落により）厳しさが増し、吸収・合併を中心とした業界再編が進行している」ともしている。

そしてプロジェクトチームでは薬価差解消策について、先進諸国の例を引いて以下のように述べている。先進諸国の例では、以下の3つの点から薬価差は生じていない。1つめは入院医療が包括払い制であること、2つめは外来が完全医薬分業であること、3つめは薬局の薬剤料は購入価格に一定のマージン率を上乗せする公定マージン率制を採用していること。

具体的には、諸外国では入院医療では疾病別の包括支払い制の中に医薬品費も含まれるので、薬価差は生じない。このため当時の厚生省は、1998年から導入予定の国立病院におけるDPC制度に期待を寄せている。

外来医療についても、完全医薬分業であれば医療機関に薬価差は発生しない。特に医薬分業の長い歴史を持つ欧州では、医師が調剤を行うことを禁ずる完全医薬分業が実施されている。また薬局については、ドイツ、フランス、イギリスではマージン率が公定であるので、医薬品購入に関して不透明な収益は生じない。

こうした背景からプロジェクトチームでは、薬価差を生じさせない仕組みとして、以下の5

つを挙げている。1つめは医療機関等に償還するが薬価差を生じない仕組み、2つめは医療機関等に償還せず、薬価差が生じない仕組み、3つ目は患者に直接保険償還する仕組み、4つめは完全医薬分業、5つめは薬価制度を存続させるが、経済的動機が処方に影響を与えない程度にまで薬価差を縮小させる仕組みである。次にプロジェクトチームの考えた4つの仕組みを見ていこう。

（1）医療機関等に償還するが、薬価差を生じない仕組み～購入価払い制、参照価格制～

1つめの医療機関等に償還するが、薬価差を生じさせない仕組みには、購入価払い制と参照価格制がある。

購入価払い制とは、医療機関等の実購入価格をもって医療機関等に対し保険償還する仕組みだ。つまり、医療機関の買い値を保険償還すれば薬価差はゼロである。薬価差ゼロであれば、医療機関は薬価差益を目的に医薬品を過剰に使用しようとは思わない。また、他に代替薬がない画期的新薬であれば、高い値付けが可能で製薬企業の開発意欲を喚起する。このため、政府は公定薬価を決めたり改定する必要もなくなる。

しかし、一方以下の問題もある。同一医薬品であっても医療機関ごとに購入価格が異なり、患者負担に不公平が生じることがある。このため患者への情報提供対策が必要になる。また、医療機関に医薬品を安く購入しようとするインセンティブが働かなくなるので、医薬品の価格が高止まりする。

もう1つは参照価格制である。医療機関等に保険償還する薬価の上限を成分別、薬効群別に設定し、この上限額を超える分は全額患者負担とする。これにより患者のコスト意識が喚起され、後発医薬品などの安価な医薬品の使用が促進される。しかし、新薬の有用性に応じた価格づけが困難になり、研究開発意欲が低下するおそれがある。このため新薬については、保険適応後一定期間はこの対象から除外する措置が必要となる。

（2）医療機関等に償還せず、薬価差が生じない仕組み

次に医療機関等に償還せず、薬価差が生じない仕組みについてである。この仕組みは、医療機関等が医薬品に係る保険請求を行わない仕組みである。

これには以下の2つの方策がある。1つめは、卸業者から審査支払機関に直接保険請求を行うシステム。2つめは、公的団体が医薬品を一括購入し、医療機関等に無償で配給するシステムである。

（3）患者に直接保険償還する仕組み

流通の各段階のマージン率を公定化するとともに、患者は薬剤費についていったん医療機関等に全額支払った後に、保険から費用が償還される、いわゆる療養費払いとする方式だ。

これにより医療機関の薬価差は解消され、患者のコスト意識も喚起するが、患者は窓口で一端全額を支払わなければならない。このため、高額な医薬品の使用が必要以上に抑制される恐れがある。実際に、この療養費払いは戦後、占領下沖縄では実施されていた。現在でもフランスでは療養費払いが原則である。

（4）完全医薬分業

完全医薬分業制は、病院や診療所の外来医療において、処方を行う医師から薬価差のインセンティブを切り離す唯一根本的な方策だ。しかし、薬局における薬価差は残る。これを排除するために、安定供給の確保を図りつつ在庫管理コストも考慮して、薬局の購入価格に一定のマージン率を上乗せする方法や、現状のR幅の薬局版を創設することで対応する。

（5）薬価制度を存続させるが、経済的動機が処方に影響を与えない程度にまで薬価差を縮小させる仕組み

結局、プロジェクトチームはこの5つめの意見、すなわち当面は現行の薬価基準制度を維持しつつ、現行の加重平均値一定価格幅方式のR幅を、さらに段階的に縮小する方法が適当であるとした。

①薬価基準制度

以上のような観点から、加重平均値一定価格幅方式（R幅方式）が存続することとなった。

さて、ここで薬価基準制度の歴史を少し振り返ってみよう。

最初に取り入れられた薬価基準制度は、バルクライン方式といって、戦後間もない1950年から始まった。バルクライン方式では、医薬品全体の取引量を安い方から高い方まで並べて、当初は90％バルクラインに対応する価格を薬価とする方式が採用された。

市場実勢価格と改定後の薬価

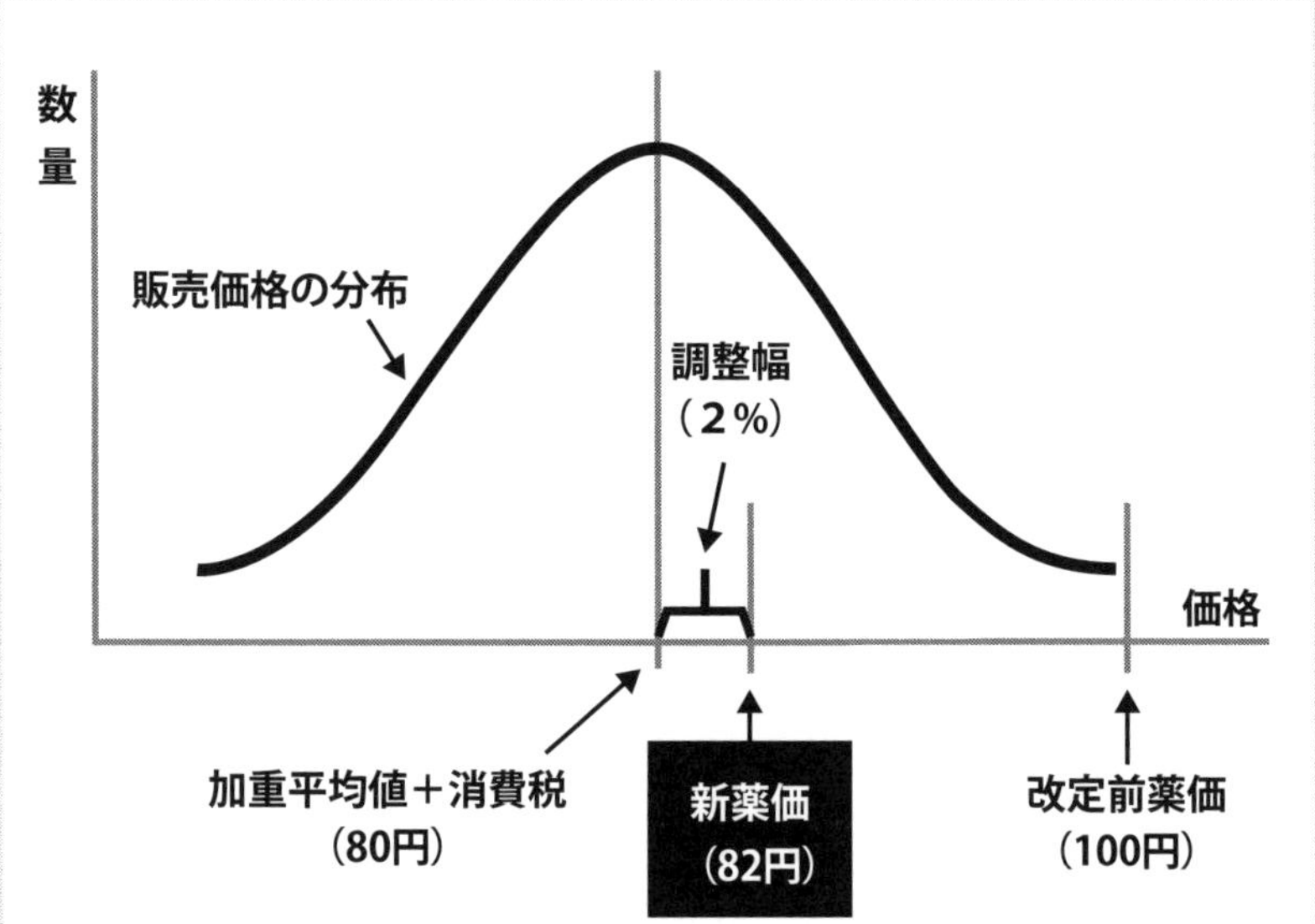

新薬価＝ 医療機関・薬局への販売価格の加重平均値（市場実勢価格） ×１＋消費税率＋ 調整幅（改定前薬価の２％）

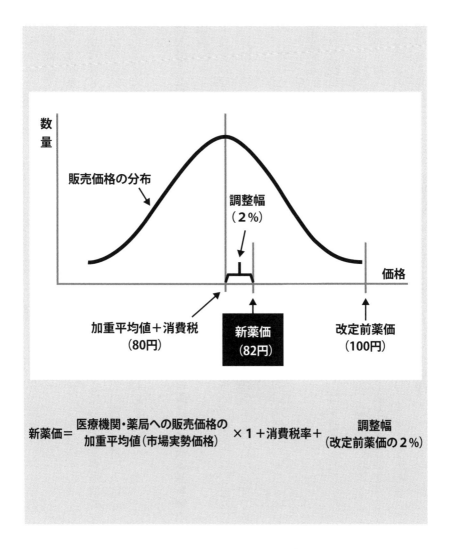

そして、1984年からは81％バルクライン方式に変更した。これが1992年より加重平均値一定価格幅方式（R幅方式、リーズナブルゾーン）に変わった。

R幅方式は1992年に導入時は15％であったが、1994年には13％、1996年には11％、1997年には10％、1998年には5％まで縮小する。そして、2000年にそれまでの加重平均値一定価格幅方式から加重平均値調整幅方式として、一定価格幅は名称も調整幅と変えて、薬剤流通の安定のための調整幅2％という新たな設定となった。

前頁の図でみるように、新しい薬価は、加重平均値（市場実勢価）に調整幅2％を上乗せして決めることになる。

たとえば、改定前薬価が100円とする。そして市場実勢価格が80円だとする。すると、新薬価は調整幅2％、つまり2円を市場実勢価格に上乗せして82円となる。調整幅を狭くすればするほど、薬価は下がる仕組みだ。

④薬価差が発生する構造

この調整幅2％が設定されても、公定価と購入価の薬価差がこの調整幅に収まらない限り、薬価は依然として存在する。実際に、価格調査における平均乖離率は、2015年8・8％、2017年9・1％、2018年7・2％、2019年8・0％、2020年8・0％、2021年7・6％とほぼ8％前後で最近は推移している。このように乖離がある限り、薬価実勢調査により薬価は引き下げられ負の薬価スパイラルは続く。

実際の薬価差はどのくらいだろう。2019年の薬剤費9・58兆円に、この年の平均乖離率8％から上記の調整幅2％を引いて、6％を掛けてみると、ざっくり5700億円である。

この5700億円が生じる要因について見てみよう。

薬価差は、医薬品のカテゴリー、地域差、医療機関の規模ごとに大きくなったり、小さくなったりとばらばらだ。

薬価差が大きくなる要因と小さくなる要因について見ていこう。まず、医薬品特性の影響が大きい。同種同効薬の競合品が多い、後発品が上市されている品目はさらに競争が激しくなり、値下がりして公定薬価との間の薬価差が大きくなりがちだ。逆に同種同効品が少ない、希少疾患に対する医薬品、基礎的な医薬品は薬価差が少ない。

地域別には、配送が効率的に行える都市部では薬価差が大きい。一方、離島へき地など配送コストが高い地域では薬価差が低い。さらに、大規模病院グループや大規模薬局チェーングループでは大量に購入するので、バイイングパワーが働いて購入価の値下げが起こり、薬価差が大きくなる。一方、小規模医療機関や家族経営の小規模薬局では、購入規模が小さいので値引きが小さい。

以上を少し詳しく見ていこう。

まず医薬品特性から見ていこう。後発品が特許切れ品の8割を占めるようになって、特許切れ品の競争が激化し、薬価差の拡大に影響している。

後発品は、乖離率が新薬や特許切れ品の新薬（長期収載品）より高い。新薬（新薬創出等加算品）の乖離率を100とすると、後発品は3倍の308の乖離率を示す。特に、薬価収載間もない後発品は新薬の半値であるが、新規の後発品は市場確保のためさらに安売りされる傾向が大きい。

地域別要因では、販売管理費（人件費、輸送費、車両費等）の全国平均は売上の3・8％であるが、東京は3・1％に対して、離島を抱える長崎は5・3％である。このコスト差が販売価格に反映されるので、大都市部では薬価差が大きく、離島、山間部では薬価差は低い。

また、医療機関の規模によっても異なる。200床未満の病院・診療所の乖離率を100とすると、200以上の病院は122、20店舗以上のチェーン薬局では183、20店舗未満のチェーン薬局や個店薬局では137である。特に、最近の傾向としては、医薬分業の進展で薬局数が増えたことが挙げられる。また、薬局グループの店舗数規模が大きいほど、バイイングパワーが大きいので薬価差が広がるのだ。

⑤有識者検討会における意見

ここからは有識者検討会における構成員の意見を見ていこう。

（株）川原経営総合センターの川原丈貴構成員は、「薬価差が経営原資になっているのは間違いない。全てなくしてしまったら、医療機関、調剤薬局の経営に多大な影響がある」と述べている。

上智大学の香取照幸構成員は「品目や取引条件などに価格がバラつくにもかかわらず、薬価が公定価格であるために薬価差が生じる。納入価で請求すれば薬価差はなくなる」、「本来は診療報酬で手当てすべきものを、薬価差という形で薬価に押し付けていることが問題だ」「医療機関が行っている薬の処方は、医療行為の一環として行われている。一方、薬局の販売は文字通り薬の販売をしている。両者は医療行為でも異なるのでは？」と述べている。

神奈川県立保健福祉大学の坂巻弘之構成員は、「薬価差は元々は保険料、税金なので国民のものだ。国民のいないところで薬価差を取り合うというのは品がない」、「欧州の薬価制度は薬価差否定論に基づいている」、「薬価差が生じた場合、英国のクローバック方式では薬価差を返納する」、「薬で儲けないという前提の下、医薬分業が定着している」。

法政大学の菅原琢磨構成員は、「薬価差益を追求する中で、次回の改定での改定財源が生まれている。マクロで考えると、薬価差追及が新たな財源が生まれることで財源が回っていく側面もある。薬価差の差益総額がどう配分されているかを明らかにすべきだ」。

東海大学の堀真奈美構成員は、「医療機関の医療と一体的な形でサービスを提供する薬と調剤薬局のサービスとが同じ薬価制度の中で位置づけられている」、「DPCのように診療とセットの場合と、外来やプライマリケアでの薬とは別カテゴリーではないか？」。

中央大学の三浦俊彦構成員は、「薬価差は小売りマージンだ。薬価差をゼロにすることはおかしい。ただ、交渉力のある20店舗以上のチェーン店はすごく安く買いたたく。一方、小さな薬局は交渉力がないので、高い値段で買わされている」。

三村構成員は、「薬価差がどこに、どういう処理をされているかを調査するより、もっと透明度の高い価格調査、価格取引をしてほしい」、「問題は総価取引だ。たとえば、安定確保医薬品など供給者が不安視する医薬品については購入価償還でもいいかもしれない」。

このように薬価差は古くて新しい問題だ。その存在をどう位置付けるか、その解消策については、25年前の薬価差問題プロジェクトチームの頃と本質は変わってはいない。

その間変わったことは、平均乖離率が2021年に7・6%までに縮小したこと、入院医療における疾病別の包括支払い制度（DPC／PDPS）が進捗し、2022年には1764病院になったこと、医薬分業が進んで2021年75・3%になったことなどだ。今後、さらなる平均乖離率すなわち薬価差の縮小には、もう一段ギアチェンジをしなくてはならないだろう。

それには1996年の薬価差問題プロジェクトチームが指摘したように、購入価払い制を一部導入するのも一案だ。

この趣旨から、有識者会議のヒアリングで登壇した元厚労省の医政局長の武田俊彦氏（薬価流通政策研究会・くすり未来塾）は、「購入薬価償還制度」を提案している。購入薬価償還制度とは、医療機関ごとの購入価で償還する制度で、薬価を基本的に無くすことを想定している。

購入価は、オンラインで把握し、翌月には薬価改定を行う「随時改定・デジタル改定」を行うとしている。購入価をデジタル報告した施設には、調整幅に替わる保管・損耗コストの手当としての加算の仕組みを提案している。そして、購入薬価償還制度は、まずは供給不安が生じている不採算品から導入するという提案だ。

また、先進諸国の例であるように、包括払い制の範囲拡大も薬価差を減らす。このために、入院において行った疾病別包括支払い制（DPC／PDPS）を、外来、特に診療単価の高い医療資源を、重点活用する外来においても外来包括制を広めるべきだ。

たとえば、がんなどで入院する前後の外来を、入院と連携したエピソード単位で包括化するというような外来包括制の導入である。また、欧州で行っているような薬局の薬剤料は、購入価格に一定のマージン率を上乗せする公定マージン率制を採用するのも一案だ。こうした方策で薬価差益はさらなる縮小が可能と考えられる。

〈参考文献〉

厚労省「医薬品の迅速・安定供給実現に向けた総合対策に関する有識者検討会」(2022年9月22日)

3 医薬品卸の危機

今、医薬品の流通を担う医薬品卸が危機的だ。コロナ禍による患者減で、医薬品需要が減ったことによる大幅な営業減益に陥った。

このコロナ禍に追い打ちをかけて、後発医薬品の品質不祥事に端を発した医薬品の自主回収、そしてコロナワクチンの供給増で、医薬品卸の業務負担が激増した。このため大手6社の卸の営業利益率が軒並み1%を割り込んでいる。

もともと医薬品卸は薄利多売である。その売上高は、2021年3月時点でメディパルホールディングス3・2兆円、アルフレッサホールディングス2・6兆円、スズケン2・1兆円、東邦ホールディングス1・2兆円と巨額だが、営業利益額でみると、それぞれトップのメディパルホールディングスで386億円、アルフレッサホールディングスで207億円、スズケンで92億円、4位の東邦ホールディングスでは43億円しかない。今は何とか持ちこたえているが、いったん事が起きた際は危うい。医薬品卸が倒れると、文字通り医薬品の供給が途絶える。本項では医薬品卸の危機について見ていこう。

①医薬品卸とは

医薬品卸業界には、かつて350社以上の地域卸の企業が存在していた。しかし、他社との差別化が難しく、顧客を取り合って値引きを行うために、利益が減少するなどの問題があった。このため、1990年代からM&Aによる業界再編が進んで、現在は大手4社がシェアの90%を占めるまでに統合されている。

4大卸はそれぞれ特徴を持つ。もともと医薬品卸は、製薬メーカーごとの系列化により集約した経緯がある。このため、医薬品卸最大手のメディパルホールディングスは売上高3・2兆円で、株主は武田薬品工業、小林製薬、大日本住友製薬、アステラス製薬が名を連ねている。アルフレッサホールディングスは売上高2・6兆円、業界第2位で、株主としては第一三共、アステラス製薬がある。スズケンは売上高2・1兆円で、業界第3位で、株主としては塩野義製薬、エーザイ、アステラス製薬がある。そして、東邦ホールディングスは売上高1・2兆円で、株主は塩野義製薬、田辺三菱製薬、第一三共、アステラス製薬がある。

さて、そもそも医薬品卸は、医薬品メーカーから医薬品を仕入れて、医療機関に届けるのが仕事である。医療用医薬品は1万3千品目もある。医薬品を全国の病院、診療所、薬局合わせて24万軒に確実に届けなくてはならない。

しかし、医薬品卸はただ単に医薬品を届けるだけではない。輸送途中の医薬品の温度管理など、品質を保って届けることが求められる。また、医薬品は生命関連商品なので、自然災害や感染パンデミックの中でも確実に配送しなければならない。

医薬品卸は、こうした物流機能の他にも、医薬品の販売促進や販売管理、価格形成など商流機能も持つ。また、与信管理や回収管理等債権管理機能も行う。さらに、医療機関の経営支援や情報提供を行ったり、医薬品の欠品や出荷調整発生時の需給調整や代替品の確保や提供も行っている。

このように、日本の医薬品卸は言わば総合商社としての機能を有していると言える。こうした機能は日本独特の卸機能と言える。

②医薬品卸の課題

しかし、日本の医薬品卸の流通取引には、製薬企業が卸企業に支払うリベートやアローアンスといった後補償、卸企業と医療機関・保険薬局の取引における総価取引や未妥結仮納入取引といった、独特の取引慣行が存在する。

これらの取引慣行は、流通取引における価格形成を不透明にし、薬価基準制度の信頼性を損なうとして問題視されている。まずはこうした取引慣行について見ていこう。

（1）1次売差マイナスとリベート・アローアンス

医薬品の流通過程には、川上の製薬企業と医薬品卸、川下の医薬品卸と医療機関の2つの取引関係がある。一般に前者における取引価格をメーカーが設定する仕切り価格、後者における取引価格を卸による納入価格と呼ぶ。薬価改定の際に用いられる市場実勢価格は、卸による納入価格から消費税を除いたものである。この納入価格は、改定前年の9月分の取引に対する価格調査で把握される。

まず川上の取引慣行から見ていこう。最大の課題は、一次売差マイナス問題だ。一次売差とは、メーカー仕切り価と卸の医療機関への納入価の差分のことだ。世間一般の商慣習としては、卸は自分たちの利益を出さないといけないので、仕切り価より納入価のほうが高く、一次売差はプラスとなるのが当たり前だ。ところが医薬品卸の場合は、実はメーカーの仕切り価よりも卸の医療機関への納入価格の方が低いのだ。これが一次売差マイナス問題だ。

実は、医薬品卸では2002年までは1次売差はプラスであった。ところが2003年よりマイナスに逆転し、それが今日まで続いている。メーカー仕入れ価より卸は安値で医療機関と取引しているのだ。この理由としては、医薬品メーカーは薬価を高値で維持したい。一方、卸は卸間での受注競争や、医療機関からの値引き要求などで仕切り価格を下げざるを得なくなっているという実情がある。このままでは卸の赤字が続く。

これを防ぐために、メーカーによる卸への後補償が行われる。1つは製薬企業が、卸企業の流通機能の評価に基づいて支払うリベートだ。もう1つは製薬企業が、卸企業の販売促進活動や営業プロモーションの評価に基づいて支払われるアローアンスだ。このリベートやアローアンスが一次売差マイナスを補填し、さらには卸の利益となっている。

実は、こうした流通取引における取引慣行は、医薬品業界に限ったものではない。日本の家電、加工食品、洗剤、化粧品といった業界には、古くから建値制といって、メーカーが卸や小売りのマージンを見込んだ上の、希望小売価格を設定することは行われていた。また、リベート契約などの後補償や返品制も行われていた。

しかし、１９８９年の日米構造協議で、こうした取引慣行が日本の市場への参入障壁となっていると問題視され改善が求められた。このため、これらの業界では建値制やリベートは撤廃される。

しかし、医薬品卸では、根強くこの取引慣行が生き続けている。その理由は以下だ。

まず、一次売差マイナスが生じるのは、前述のようにメーカーが仕切り価を下げたがらないからだ。というのもメーカーは高い仕切り価で公定薬価を維持すると同時に、リベートやアローアンスという、後補償で卸における自社製品のシェア拡大をはかる狙いがあるからだ。

こうした医薬品流通における、一次売差マイナスや、リベートやアローアンスのような後補償は、医薬品の価格形成を不透明にする。このため厚労省は、リベートやアローアンスの内、反映可能な部分は、仕切り価に反映させるようにと業界に申し入れている。

（2）総価取引

次の取引慣行は、川下の卸と医療機関の取引に存在する総価取引である。総価取引とは、単品ごとに仕入れ値を決めるのではなく、医療機関が購入する全品目を薬価基準で算出した上で、「ひと山いくら」で、値引き率と取引価格を決めるやり方だ。総価で交渉し、総価に見合うよう、個々の単価を卸の判断により設定する契約を単品総価契約、または個々の単価を薬価一律値引きで設定する契約を全品総価契約と呼んでいる。

単品ごとに取引価格を決める単品単価取引が商取引の原則だ。しかし、単品単価取引は手間がかかる。そして、総価取引は手間をかけない分、値引き率も高い。このため、大規模な医療機関やチェーン薬局のような、バイイングパワーの大きなところほど総価取引の量が多い。２０１６年で２００床以上病院の半数、20店舗以上のチェーン薬局では、６割が総価取引だ。

現在、一般の小売業では、ＩＴシステムが行き渡り、単品単位で販売実績を記録するＰＯＳシステムを導入しているのが当たり前だ。こうした中で、医薬品業界だけが商品種別もかまわず、「ひと山いくら」の総価取引という、前近代の遺物を残しているのが不思議だ。このため厚労省は単品単価取引を推奨している。

（3）未妥結・仮納入

薬価改定により新薬価が設定されると、卸と医療機関の間において価格交渉が始まる。この過程で医療機関は、遡及値引きと呼ばれる価格交渉を行う。これは、医療機関は卸に医薬品を仮価格で納入させる。

そして、その後、他の医療機関の取引価格を参照した上で再度価格交渉し、妥結価格をすでに仮納入した医薬品にも適応する。こうして未妥結仮納入取引は、遡及値引きでの価格交渉を可能とする。

特に、交渉力の大きな大規模医療機関では、価格妥結を遅らせて薬価が下がるのを待って交渉に入る。なんと仮納入から妥結まで、１年あるいはそれ以上の期間を要することがある。医療機関はその間、代金未納のまま医薬品を使用しているということなのだ。そして、薬価が下がってから、おもむろに交渉を妥結して卸に入金する。なんとも言いようのない前近代的な取引慣習だ。

こうした取引慣行について、1980年代から厚生省は、以下の医政局長の私的諮問会議を通じて、流通近代化の取り組みを進める。それが「医療用医薬品流通近代化協議会（流近懇）」と、それを引き継いだ「医療用医薬品の流通改善に関する懇談会（以下、流改懇）」だ。流改懇は現在に渡るまで流通改善の議論を行っている。

そして、中医協でも2005年、「長期にわたる未妥結仮納入や総価取引については、薬価調査の信頼性を確保する観点から改善すべき問題である」との考えが示された。そして、ついに厚労省は2014年に、診療報酬で未妥結に対するペナルティ措置として、未妥結減算制を導入する。

「未妥結減算制」とは、医薬品の納入価格が病院や薬局と販売業者の間で決まっていないという未妥結の状態が続くと、薬価調査の信頼性に影響が出るため、妥結率が50％未満の場合、医療機関の「初診料や再診料などを引き下げる」という思い切った措置だ。

未妥結減算の導入の結果については、流改懇では「妥結率が向上した」という効果は認めている。しかし、一方で「（妥結を急ぐあまり）単品単価取引が進展せず、特定の卸、特定の品目、特定の期間のみ妥結する形態が出ている」としている。

③医療用医薬品の流通改善に向けてのガイドライン

以上のような経緯から、2018年1月に厚労省は「医療用医薬品の流通改善に向けて流通関係者が遵守すべきガイドライン」(以下、流通改善ガイドライン)を発出する。同ガイドラインは2021年に改訂される。この流通改善ガイドラインの一部を以下に引用しよう。

「薬価調査における適切な市場実勢価の把握を行うに当たっては、流通関係者が、公的医療保険制度における薬価基準で定められた公定価格を踏まえつつ、透明な市場実勢価の形成に努めることが必要である」

「銘柄別収載を基本とする薬価基準制度の趣旨を踏まえ、価格交渉の段階から個々の医薬品の価値を踏まえた単品単価交渉を行うことを基本とし、少なくとも前年度より単品単価交渉の範囲を拡大していくこと。医薬品の価値を無視した過大な値引き交渉は、個々の医薬品の価値を反映した銘柄別の薬価収載を行う、現行の薬価制度とは相容れない行為である。また、安定供給に必要な流通コストを考慮しない値引き交渉を行うことは、一次売差マイナスの一因となり、医薬品の安定供給や卸売業者の経営に影響を及ぼしかねない」

「こうした観点から、卸売業者は、個々の医薬品の仕切価に安定供給に必要なコストを踏まえた、適切な価格設定を行うとともに、保険医療機関・保険薬局ごとにその根拠と妥当性を説明するなどにより、価格交渉を進めること」

「取引条件等を考慮せずにベンチマークを用いての値引き交渉、取引品目等の相違を無視して同一の総値引率を用いた交渉などは互いに慎むこと。正当な理由がないのに、医薬品をその供給に要する費用を著しく下回る対価で継続して供給することにより、他の卸売業者の事業活動を困難にさせるおそれがある場合には、独占禁止法上の不当廉売に該当する可能性があることに留意すること」

以上、流通改善ガイドラインでは、問題点を指摘した上でその改善を求めている。

④医薬品卸の経営危機と新業態への挑戦

さて、医薬品卸はサービス面での差別化が難しく、値引き競争に陥りやすい。それに加えて、最近10年は、利幅が薄い後発医薬品が医療用医薬品全体の数量シェアで50％を占める時代となった。

後発医薬品は、薬価が低いため売上としては少ないが、数量が多いので在庫負担などの流通負担が大きい。

さらに、前述したように、卸は川上の製薬メーカーとの取引で、高い仕切り価と一次売差マイナスに苦しみ、川下では医療機関のバイイングパワーによる値引き交渉や総価取引、未妥結仮納入に苦しめられている。川上と川下の間で板挟みの苦しみを味わっている。そして、さらに毎年の薬価改定による薬価下落で四苦八苦している。

医薬品卸は、本業の医薬品卸事業の割合は、東邦ホールディングスとスズケンは96％、アルフレッサホールディングスは88％と高い。このため医薬品卸各社は、利益率の低い卸業以外の事業を伸ばさなければ成長は期待できない。

そのため卸では、新たな業態へのチャレンジが相次いでいる。

その1つが、薬局経営や医薬品製造業との垂直統合による経営多角化だ。

医薬品卸は、営業所ごとの管理薬剤師の配置が義務付けられていて、人材面から薬局事業に乗り出しやすい。また、経営不振に陥った薬局や、後継者不在の薬局の情報をキャッチしてその受け皿にもなりうる。このためアルフレッサホールディングスは、調剤薬局171店舗を傘下に持ち、スズケンは調剤薬局592店舗をグループに持っている。また、東邦ホールディングスは543の調剤薬局をグループ化している。利益率の高い調剤薬局を垂直統合する動きは今後とも続くだろう。

また、医薬品卸は、既存の製薬企業や医療機関・薬局との連携だけではなく、新規スタートアップ企業との連携も目指している。

スズケンでは、AIを利用した問診サービスや患者の健康管理アプリなど、多様なメニューを用意しようとしている。AI問診アプリや血糖値や血圧、睡眠時間といった、毎日の健康状態を患者が管理するアプリと連携し、データ利活用で疾病予防に資する取り組みを目指している。また、保険診療も認められるようになった、禁煙や高血圧などの治療アプリについても事業構築を目指している。

さらに、東日本大震災以来、医薬品卸は、事業継続計画（BCP）の構築にも注力している。東邦ホールディングスでは、免振・耐震設備を備えた新たな医薬品物流センターである、TBCダイナベース（東京都大田区）を稼働させた。また、TBC埼玉やTBC広島では、自動技術化によるロボットピッキングにより高度な出荷精度を誇っている。

その他、医薬品卸の新規事業としては、上流の医薬品メーカーとの垂直統合や、特殊医薬品や治験薬の物流に関する取り組み、インターネット直販による取り組みなど多様化しているのが現状だ。

⑤医薬品卸の新たな危機

こうした中、医薬品卸は、後発医薬品の品質不祥事をきっかけに発生した、医薬品の供給不安にも対応せざるを得なくなっている。

欠品や出荷調整が４０００品目におよび、医薬品卸は製薬企業と医療機関の間に立って供給情報の共有や、出荷調整への対応に追われている。こうした需給調整には、５４８億円相当のコストが費やされていると試算されている。

また、コロナ禍の中でコロナワクチンや検査キットの配送により、医薬品卸の業務量が大幅に増大している。これに追い打ちをかけて、ガソリン代や電気料金の高騰が医薬品卸の流通コストをさらに上げている。

このため、株式上場をしている医薬品卸6社の営業利益が、２０１9年の１１８５億円から２０２０年には３４7億円と70％以上もダウンしている。さらに、株式上場していない11社の医薬品卸では、２０１9年の営業利益の１００億円が、２０２０年には2・4億円と97％もダウンしている。

これ以上の有事が起きれば、もはや風前の灯だ。長年の薬価抑制策の中で、製薬企業と医療機関の間で板挟みになりながらかろうじて事業維持していた医薬品卸が、ついに倒れる日がやってくるかもしれない。

この危機的な状況に追い打ちをかけて、2022年には医薬品卸の談合事件が発覚する。公正取引委員会が、2022年3月、全国に57病院を有する独立行政法人地域医療機能推進機構（東京）の発注する医薬品の入札談合を行ったとして、医薬品卸大手4社を認定した。そして、そのうち3社に合計4億2385万円の課徴金納付命令を下した。さらに、2021年11月に九州の独立行政法人国立病院機構と、労災病院の計31病院の発注する、200億円前後の医薬品入札に関する談合疑惑の捜査もあったところだ。

もちろん、談合は許されるべきではないが、その背景には、こうした医薬品卸の危機的な状況がある。流通改善ガイドラインに基づいた医薬品卸の改革が待ったなしだ。

〈参考文献〉

厚労省「医療用医薬品の流通改善に向けて流通関係者が遵守すべきガイドライン」（2018年1月23日、改定版2021年11月30日）

能登康之介「医療用医薬品の流通価値と取引慣行に関する研究」慶應義塾大学博士（政策・メディア）、論文2018年2月28日

石川和男「わが国医薬品流通における卸売業者の役割：環境変化による商慣行の転換』（専修大学商学研究所報53巻5号 p1-31 2022年2月）

第1回医薬品の迅速かつ安定的な供給のための流通・薬価制度に関する有識者検討会資料（2022年8月31日）

コラム●評判の悪い２つの薬価制度

日本の薬価制度の中で、製薬企業から見て特に評判の悪い制度２つを挙げてみよう。それは、市場拡大再算定における、類似薬の道連れ共連れルールと、原価計算方式における情報開示度50%以下の加算ゼロルールだ。

市場拡大再算定とは、当初の予想を超えて売上が大きく拡大した製品の薬価を引き下げるルールのことだ。このルールそのものが、企業の開発努力やマーケティング努力を全く無視して、単に市場が拡大し売り上げが増えたというだけで、薬価が切り下げられるということで企業側からは不評だった。

それに加えて2008年以降は、「市場拡大再算定対象品の全ての薬理作用類似薬」が、市場拡大再算定類似品として扱われるようになった。つまり、市場拡大再算定ルールが、薬理作用が似ているすべての医薬品に拡大されて、薬価が下げられたのだ。いわゆる共連れルールや道連れルールのことだ。

これはまるで顔が似ているというだけで、薬価高騰の犯人扱いをされて、一網打尽にお縄になったようなものだ。最近の抗がん剤などは、様々な効能効果を有する医薬品が多い。こうした医薬品はいつなんどき共連れ、道連れで薬価引き下げの適応になるかもしれない。このため開発企業としては枕を高くして寝ることができない。しかし、こうした開発力の高い企業は、たいてい外資系企業なので、内資系企業を擁護する立場の国会議員からは、この制度に対する不満の声は出てこない。

もう一つは、原価計算方式における原価根拠の情報開示度に応じた加算に対する不評だ。原価計算方式で新薬の価値を測るルールそのものにも批判が多い。海外では原価計算方式で新薬の評価を行うところはどこもない。その上に原価計算方式の原価根拠を示す、情報の開示の程度に応じて加算を決める方式ついても批判が多い。特に2022年以降は、情報開示度が50%以下の製品については、一挙にゼロ査定となった。

最近の新薬は、製薬企業がベンチャー企業からシードを買い取って製品化するものが多い。かつてのように製薬企業がシード開発から製品化を、一気通貫で行うような体制にはなっていない。このため原価根拠を示す情報の開示が複数の企業にまたがったりするため、企業間の契約条件から開示したくとも開示が困難という場合も多い。こうした点を考慮せず一気にゼロ査定になったことで、上市ができなくなった製品がこのところ増えている。このためますます国内で優れた新薬が手に入らないという、ドラッグ・ラグが深刻化している。

そろそろ悪評高い、市場拡大再算定の友連れ、道連れルールや原価計算方式における情報開示度50%以下のゼロ査定は見直したほうがいいのではないか。

第4章

魅力を失った医薬品ビジネスを復活させる課題克服策とは何か

厚労省は、2022年8月31日、「医薬品の迅速かつ安定的な供給のための流通・薬価制度に関する有識者検討会」（座長、遠藤久夫・学習院大学経済学部教授、以下、「有識者検討会」）の初会合を開いた。初会合では国の長年の薬価抑制策により、国際的に新薬の上市の魅力が乏しくなっている日本の現状や、後発医薬品の企業不祥事による供給不足の現状、そして医薬品流通や医薬品企業の産業構造にまで踏み込んだ現状と課題分析、そして将来を見据えた対応策について、有識者から様々な意見が出された。本章では、この有識者検討会のトピックスと有識者検討会の報告書を改めて振り返ってみよう。

1 なぜ先進国の中で日本だけが、医薬品市場の成長率がマイナスなのか

2022年8月31日の有識者検討会では、長年の薬価抑制策により、国際的に見ても新薬を上市する市場としての魅力が急速に失われている日本の現状について意見が交わされた。

医療用医薬品の世界売り上げ上位300品目の2020年の日米欧上市順位を見ると、日本では米国、欧州に次いで3番目に上市される医薬品の割合が65％を占めていて、未上市品も17％もある（図34頁参照）。

実際に、国内の内資系新薬メーカーですら、国内市場が上市の魅力に乏しいので、新薬を開発しても日本市場で最初に上市することを敬遠している。国内メーカーにも見放された日本の医薬品市場ということだ。

①先進国の中でマイナス成長は日本だけ

こうした国内メーカーにも見放された日本の市場であるが、有識者検討会でも、日本の医薬品市場の悲観的な見通しが相次いだ。法政大学教授の小黒一正構成員は、日本の医薬品市場のマイナス成長の予測を提示している。先進10か国の中で、２０２６年までの医薬品市場の成長率見込みの中では、唯一日本だけがマイナス成長を見込んでいる。

もはや日本の医薬品市場は、先進国の中でも際立ったマイナス市場だ。このため２０２０年現在、１７６品目もある国内未承認医薬品数は、今後さらに増えていくだろう。これにより日本国民は最新の医薬品にアクセスすることもできず、文字通り新薬が日本を素通りしていく「新たなドラッグ・ラグ」に直面している。

日本の医薬品市場の低成長率は異常なほどだ。このため法政大学の小黒一正構成員は、日本の医薬品市場成長率を、「少なくともGDP成長率までに引き上げてはどうか」というマクロ経済スライドを提案している。具体的には、現在マイナス０・６％の医薬品市場成長率を、日本のGDP成長率のプラス２％までに引き上げてはという意見だ。

ではなぜ日本の医薬品市場をここまで追い込んだ要因はなんだろうか。

法政大学の菅原琢磨構成員によれば、市場拡大再算定による薬剤価値の棄損の影響が大きいという。

２０２１年の旧薬価と新薬価の比較では、新薬価ベースでは６０００億円程度の市場収縮が見られる。この８割は市場実勢価格に基づく薬価改定によるものだが、残り2割は市場拡大再算定による影響だという。

市場拡大再算定とは、年間売り上げが1000億円以上の医薬品について、「保険収載時の予測よりも大幅に市場が拡大した医薬品について価格を引き下げる（再算定）」仕組みのことだ。こうした市場拡大再算定について菅原琢磨構成員は、「市場拡大再算定については、すべて廃止でなく、リーズナブルな再算定はあってもよいと思う」とし、効能効果再算定や用法用量変化再算定を除く、市場拡大再算定の見直しを求めた。

また、有識者検討会の上智大学の香取照幸構成員によれば、2018年改定、2020年改定における新薬創出加算制度の見直しの影響も大きかったという。

新薬創出加算とは、革新的新薬の創出のために、一定の条件を満たした新薬に与えられる加算のことで、特許が切れるまで薬価を維持したり、下がりにくくしたりする加算のことだ。2010年の導入当初は、画期的な制度として製薬企業に歓迎されたが、次第に薬価引き下げに沿ったルール変更によって、当初のイノベーション評価の比率が減っている。特に2018年、2020年のルール変更が、事前に業界が意見を述べる機会もないままに行われたため、外資系の企業から不興を買った。

こうした日本市場の予見可能性のないことや、透明性の欠如についても批判が強い。こうした批判に対して、香取氏は「日本市場に歪みや価格形成に問題があるとすれば、それは（薬価）改定方式そのものに問題がある」と言い切っている。また、有識者会議の座長の学習院大経済学部の遠藤久夫氏も、「制度改革が頻回で複雑化したことも、日本のマーケットの将来性を不確実化している」と述べている。

②流通の現状

さて、有識者検討会では流通に関しても検討を行っている。中央大学の三浦俊彦構成委員は、2018年に策定された流通改善ガイドラインの「単品単価取引」、「総価取引」、「未妥結・仮納入」、「一次売差マイナスの解消」について意見を述べた。

単品単価取引とは、銘柄別薬価制度の趣旨を踏まえ、薬の品目ごとに購入価格を決める取引のことだ。医薬品には個々の価値に応じた価格があり、単品単価取引の普及は薬価基準制度の根幹とも言える。しかし、実態は、「総価取引」や「未妥結・仮納入問題」、「一次売差マイナス問題」が業界慣行となっている。「総価取引」とは、本来は単品単価で決めるべき納入価を、「ひと山いくら」でまとめて値引きをする取引方式だ。

さらに、納入価が決まらないまま医療機関に納入する、「未妥結・仮納入」や、メーカー仕切り価より卸が安値で医療機関と取引し、それをメーカーが後日、割戻（リベート）やアローアンスで補填するといういわゆる「一次売差マイナス問題」がある。これらはお互いが絡み合って、現在の特異な医薬品取引慣行を形成している。

これに対して中央大学の三浦俊彦構成員は、単価品単価取引については、「小規模組織の医療機関・保険薬局では基本的に単品単価取引は無理だと思っている」と述べた。

この単品単価取引の対応については、価格交渉代行業者の活用を提案した。ただ価格交渉代行業者の活用については、青山学院大名誉教授の三村優美子構成員は「適切ではない」と口をはさんでいる。また、三浦俊彦構成員はメーカー仕切り価について、「メーカー仕切り価をそのまま納入価としている小薬局が多数あると聞いた。交渉力の弱いところには、仕切り価でそのまま買わせている」と指摘、「仕切り価を止めて、川上の出庫価格を単品単価にしない限り、一次売差マイナスは永遠に変わらない」とした。

③後発医薬品の現状

次に後発医薬品の問題を見ていこう。

2020年12月から2021年3月にかけて発覚した小林化工、日医工や長生堂の品質不祥事に端を発する後発医薬品の供給不足は、2021年8月には4000品目にも及び、大きく後発医薬品に対する信頼を損ねた。

直接の原因は、後発医薬品企業のGMPコンプライアンス違反ではあるが、背景には国の後発医薬品使用促進策による後発医薬品市場の急拡大があることは間違いないだろう。実際に後発医薬品市場は、2005年以降急拡大して、2020年には数量シェアで全医療用医薬品の5割にまで達している。そして、その医療費削減効果は、2021年には1・9兆円にまで達している。こうした市場の急拡大で、後発医薬品企業の品質管理体制がおろそかになったというのは否めない事実だろう。

また、後発医薬品企業は192社あるが、どこも中小企業だ。192社のうち200品目以上を生産する大手企業は、東和薬品、沢井薬品、日医工、武田テバファーマ、ニプロ、共和薬品工業など14社あまりで、他は100品目以下の中小零細企業で占められている。

しかも、後発医薬品専業メーカーの上位3社の売上規模を見ても、新薬メーカーの売り上げ規模に比べて圧倒的に小さいというのが現実だ。

こうした中で、有識者検討会では、神奈川県立保健福祉大学の坂巻弘之構成員は、後発品の商取引が薬価引き下げの一因となっていると指摘した。「後発品を購入する側が、薬価差益を求めて、その交渉力を増すために、共同購入組織・機能を作っている。また一部企業の安売り行動によって、市場実勢価格が大幅に下がっている」としている。

こうした行き過ぎた商取引と、上市を急ぐ過当競争が、後発医薬品メーカーの限られた製造キャパシティの中で、品質問題を引き起こした要因としている。このため後発品メーカーの再編や、行き過ぎた市場実勢価格引き下げのペナルティも考慮しては、と述べている。

また北里大学の成川衛構成員も、こうした「品質確保と安定供給のための体制や活動を下支えする薬価設定が必要ではないか」と述べた。

そして「一律に価格を上乗せしても、その利益が品質や安定供給に回らないので、品質確保や安定供給を誠実に行っている企業をどう評価するか」という視点も必要であると述べている。

また、青山学院大名誉教授の三村優美子構成員は、後発品、非特許薬、特許薬の区分けをして、それぞれの区分けの中で薬価交渉を透明化することを提案している。そして同時に価格交渉の負荷を下げる必要性があると指摘している。

また、後発品については、「その供給の安定化、健全化のための総合施策が必要」だとし、後発品については「供給全体の採算割れの状態が放置されていることはあってはならない。合理的な根拠で最低薬価の見直しや引き上げが必要」とした。

④日本ジェネリック医薬品・バイオシミラー学会学術総会の議論

こうした後発医薬品に関する課題については、筆者が代表理事を務めている日本ジェネリック医薬品・バイオシミラー学会で、２０２２年8月6日にオンラインで行われた学術総会でも議論が行われた。

学術総会の基調講演を行った厚労省医政局医薬産業振興・医療情報企画課の安藤公一課長は、後発品の供給不安が続く中で、この背景にビジネスモデルがあるとの考えを示した。安藤課長は、「どんどん後発医薬品市場拡大が進む中で、多くの企業が後発品の市場に参入してきた。市場シェアを獲得するために企業間で激しい価格競争が発生し、結果的に価格がどんどん落ちていくことも起こった。それに追い打ちをかけるように、頻回の薬価改定も行われる状況の中で、多数の赤字品目が発生している。それぞれの企業は赤字を補填するために、新たに多数の後発品を薬価収載し、収載直後の品目から得られる利益で赤字部分をカバーする産業構造ができあがってしまったのが現状だろう」と述べた。

さらに、世界情勢が不透明さを増し、物価・エネルギー価格の高騰が続く中で、開発コストの増加も見込まれる。「毎年薬価改定の影響も受ける中で、これまでのようなビジネスモデルでの経営は困難な状況になっているのではないか。こういったことも背景の一つにあって、最近では安定供給の問題も生じているのではないかと考えている」。

また、同学会で同じ日に開かれた、「後発医薬品の信頼回復をめざして」のシンポジウムでも製薬業界側から、赤字品目や不採算品目を巡る議論が出た。

日本ジェネリック製薬協会広報委員会の田中俊幸委員長（東和薬品）は、「医薬品を安定的に製造、供給するためには、それなりの投資が必要だということも事実だ」と指摘した。２０１８年度以降、結果的に毎年の薬価改定が続いた影響で、設備投資がストップしたとして、「製造キャパシティに余裕がなかったことが（安定供給問題の）大きな要因だ」との見方を示した。そのうえで、後発医薬品には、安定確保医薬品で最低薬価となっている品目が約８００品目あるとして、「我々としても努力はするところはするが、すべてとは申し上げないが、薬価だけでなく、流通と見合わせて検討いただけないか」と述べた。

また、日本製薬団体連合会安定確保委員会の三浦哲也委員（明治製菓ファルマ）は、「不採算の問題は、メーカーにとって非常に負荷がかかっている。薬価制度そのものを見直さないと、難しい面もあると考えているが、購入価償還や安定確保医薬品にカテゴライズされた製品は最低薬価を引き上げるなどしないと、作る側としては先行きどうにもならないだろう」と述べた。

以上のような議論を背景に、日本ジェネリック医薬品・バイオシミラー学会としても、後発医薬品の薬価や流通に関する検討を行った。そして学会として提言を取りまとめた。

〈参考文献〉
厚生労働省「第1回医薬品の迅速かつ安定的な供給のための流通・薬価制度に関する有識者検討会資料」（２０２２年8月31日）

2 薬価制度の見直し

国の長年にわたる薬価抑制策で、日本は先進国の中で新薬を上市する魅力のない国に転落し、新たなドラッグ・ラグが進行している。また、後発医薬品企業の品質不祥事に端を発した、後発医薬品の供給不安も未だ続いている。

こうした課題に対して厚労省は、有識者検討会を２０２２年８月より開催し、医薬品の流通、薬価に加えて医薬品企業の産業構造の見直し検討を行っている。その中で、２０２２年10月の有識者検討会における外部コンサルタントの提案を見ていこう。

①外部コンサルタントの論点

薬価流通政策研究会・くすり未来塾、新時代戦略研究所（ＩＮＥＳ）、デロイト・トーマツ・コンサルティング合同会社の3社が意見を述べた。論点としては新薬の薬価算定方式、マクロ経済スライド方式、薬価差解消、後発医薬品企業の産業構造等が挙げられた。

（1）新薬の薬価算定方式

まず新薬の薬価算定方式から見ていこう。薬価流通政策研究会・くすり未来塾では元第一三共の長野明氏、元厚労省医政局長の武田俊彦らが発表を行った。両氏は新薬の薬価算定方式としては現行の方式には限界があるとして、イノベーション評価としての「企業届出価格承認制度」を提案した。

同様の意見として、ＩＮＥＳは類似薬がない場合、製薬企業が新薬の価値を反映できる方法で薬価を算定し、それを当局に提出する。

価値の評価としては、医療費削減効果、介護費削減効果、生産性改善効果、ＱＯＬによる費用対効果などの定量的価値、そして臨床的価値、アンメットニーズ、イノベーションなどの定性的価値を含めて申請を行う。デロイト・トーマツ・コンサルティング合同会社も同様に、こうした価値報告書を当局に提出し、当局がこれをＰＭＤＡのような第三者機関で科学的妥当性を評価の上、中医協の薬価専門組織で検討することを提案している。

そして、薬価収載後にさらなるエビデンスを収集し、それに基づき加算、変更なし、減算などを追加的に行うとしている。同時に現行の市場拡大再算定等の廃止を訴えている。

(2) マクロ経済スライド方式

次にマクロ経済スライド方式について見ていこう。

ＩＮＥＳはマクロ経済スライド方式を提案している。中長期的な経済成長率の水準程度に、医薬品費成長を確保するという方式である。事前合意した、成長率＋α％を用いるとしている。＋α％には、内閣府の中長期試算で用いられている、名目ＧＤＰ成長率を想定している。

今後10年間の平均成長率として、ベースラインケースの１・８％を用いるとする。現状、医薬品市場成長率は０・５％であるので、これを１・８％まで引き上げると、およそ１０００億円以上の新たな財源を医薬品市場に投入できるとしている。

これに対して元厚労省の香取構成員は、「ＧＤＰの範囲内であれば、薬剤費の成長を財務省は認めている。しかし、薬剤費の事前合意の成長率が「ＧＤＰ伸び率＋α」で合意できるということは、ほぼ現実には考えられない」と述べた。

これに対して、元財務省でＩＮＥＳ理事の小黒一正構成員（法政大学経済学部教授）は、「財政制度等審議会で、財務省はＩＮＥＳの提案を引き合いに出し、薬剤費のマクロ経済スライド制度を支持している」と述べた。

（3）薬価差解消

次に薬価差解消に対する論点を見ていこう。薬価流通政策研究会・くすり未来塾は、「購入薬価償還制度」を提案している。

購入薬価償還制度とは、医療機関ごとの購入価で償還する制度で、薬価を基本的に無くすことを想定している。購入価は、オンラインで把握し、翌月には薬価改定を行う「随時改定・デジタル改定」を行うとしている。購入価をデジタル報告した施設には、調整幅に替わる保管・損耗コストの手当としての加算の仕組みを提案している。

そして、購入薬価償還制度は、まずは供給不安が生じている不採算品から導入することを提案している。

また、「デロイト・トーマツ・コンサルティング合同会社は、医療機関・薬局が必要とするコスト及びリスクの対価を目安幅として設定し、薬価差がそれを超えた分は国へ還元することを提案している。特に、総価取引で行われる後発医薬品や、長期収載品で得られた過剰な薬価差益の国への還元を求めている。これはいわゆる欧州における公定マージンの考え方に近い。

（4）後発医薬品企業の産業構造

次に後発医薬品企業の産業構造についての論点を見ていこう。デロイト・トーマツ・コンサルティング合同会社は、後発医薬品企業の産業構造の再編促進についても、以下のような提案を行っている。品目別供給先指定（強制薬価削除）、アライアンス促進（アライアンス加算）、安定供給支援（設備投資加算）。

品目別供給先指定とは、厚労省が対象品目を年間処方数量とともに企業に伝達する。供給を希望する企業は、安定供給を約束の上、供給可能な数量を提示する。国は供給可能量が多い企業から選定する。その他の企業は移行期間を経て薬価削除を行うとしている。

アライアンス促進では、厚労省が対象品目を企業に伝達する。企業間でこの品目に対する生産アライアンスを組んで生産を行う。このアライアンスを組むことに対するインセンティブを、アライアンス加算で実施する。安定供給支援では、厚労省が対象品目を伝達する。供給を希望する企業は、安定供給を約束の上、供給可能な数量を提示、供給可能数量が多い順に上位数社に薬価に対する加算を付与する。

②厚労省の論点

以上のような論点を受けて、厚労省は2022年12月9日の有識者会議で、以下のような論点を提示した。「日本市場の魅力を向上させ、革新的医薬品の早期上市を図るため、海外の制度と同様に、特許期間中の薬価を維持できるような仕組みについて検討してはどうか」として、新薬創出加算や市場拡大再算定の見直し、さらには希少疾病、小児、難病の治療薬などの革新的新薬についての薬価算定方式を検討するとした。

（1）新薬創出等加算

まず、新薬創出加算について見ていこう。新薬創出等加算には、企業要件と品目要件の２つの要件がある。

企業要件とは、企業の革新的新薬の開発や、ドラッグ・ラグ解消の実績をポイント制で評価し、合計ポイントの上位25％が薬価を維持できる仕組みだ。

これに対して品目要件は、医薬品の革新性、有用性に着目して判断する要件だ。

厚労省は、このうち企業要件の見直しについて提案した。この企業要件の見直しについて構成員からは、賛成の声が相次いだ。（株）ＩＮＣＪの芦田耕一構成員からは、「新薬そのものを品目ごとに評価すれば良いではないか。企業要件や企業指標は必要ないのではないか。これでは新興バイオファーマは新薬創出等加算の対象にならない」。

上智大学の香取照幸構成員は、「企業要件は、既存のメーカーを想定している。既存のメーカーを優遇する形になる。企業要件はないほうが良い」。北里大学の成川衛構成員も、「（企業要件で）企業の過去の実績や努力に報いるべきなのか？　医薬品そのものの価値に重点を置くようなやり方のほうが良い」。

（2） 市場拡大再算定

次に市場拡大再算定のルールの論点について見ていこう。市場拡大再算定ルールとは、「保険収載時の予測よりも、大幅に市場が拡大した医薬品について価格を引き下げる」という再算定の仕組みのことだ。

この仕組みについてメーカー側は、「市場の拡大は、医療機関や患者のニーズに応えたことを意味している。にもかかわらず価格を引き下げるのはイノベーションを阻害するもの」と以前より批判していた。

また、共連れルールあるいは道連れルールといって、ある医薬品が市場拡大再算定の対象になると、それを比較薬として類似薬効比較方式により算定された薬剤は、すべて市場拡大再算定の対象となるというルールがある。

こうした共連れルールや道連れルールは、いつなんどき適応されるか分からない。このため、メーカーにとって、日本市場は予見可能性の低い市場と敬遠される。さらにアジア諸国では、薬価算定において市場拡大再算定後の薬価を参照することから、企業が日本の上市を見送る原因ともなっている。

これに対して構成員からは以下のような意見が述べられた。

法政大学の菅原琢磨構成員（法政大学経済学部教授）は、「市場拡大再算定は、予見性を低めるという形で、企業側にとって大きな要因だ」。

たとえば、抗がん剤のキイトルーダが２０１７年の発売以来、市場拡大再算定の道連れルールなど4度にわたる再算定の結果、大きく薬価が下落した。

これについて菅原構成員は、「企業努力すべてをふいにするような薬価算定の在り方はいかがなものか。市場拡大再算定については、大幅な見直しが必要ではないか」。小黒一正構成員や成川衛構成員も同調して、市場拡大再算定ルールの見直しを求めた。

一方、遠藤久夫座長（学習院大経済学部教授）は、「現実問題として、ここ数年非常に高額な医薬品が上市されたが、その時の薬剤費の急速な膨張の抑制に、この市場拡大再算定を使った経緯もある」と述べた。東海大学の堀真奈美構成員は、「（市場拡大再算定）を完全に廃止するならば、代わりとなるような財源確保法を同時に考える必要がある」とした。

（3）補正加算

次に、補正加算について見ていこう。新薬の薬価収載時において、有用性等の程度に応じて加算を行ういわゆる補正加算の仕組みがある。

この補正加算のうち、希少疾患や小児を対象とした医薬品、再生医療等製品などの革新性、有用性の評価の論点を見ていこう。

厚労省は、補正加算の加算率は、抜本改革の2018年度の前後は。加算率としては0～120％が設定されてはいる。しかし、実際につけられる加算としては、最も低い5％に多くが集中していたことを示した。また、2020年度以降は、補正加算の平均値は低下傾向が見られる。補正加算のうち、希少疾患や小児を対象とした医薬品でも、補正加算も臨床試験で評価されると厚労省は述べている。

これに対して、北里大学の成川衛構成員は、「難病やオーファンドラッグの小児の薬などは

（症例の少なさから）無作為化試験ができない。このためＱＯＬや介護者の方々の負担軽減など、これまでの加算の軸にないようなものを少し考える必要がある」としている。同様に法政大学の菅原琢磨構成員も「患者のベネフィットやＱＯＬ、医療従事者の負担軽減や社会的価値の反映などについて前向きに考える必要がある」としている。

（4）外国平均価格調整

外国平均価格調整についても論点として取り上げられた。

外国平均価格調整とは、薬価算定において、外国価格と国内価格の乖離率の大きい場合に調整を行うものである。海外の価格の平均を算出する際に、「米、英、独、仏」の4カ国の価格を用いる。新薬の薬価算定における類似薬効比較方式と原価計算方式のいずれかで、調整前の薬価が、外国平均価格の１・２５倍を上回る場合は引下げ調整を、０・７５倍を下回る場合は引上げ調整を行う。

この引き上げを行うタイミングは新規収載時のみである。このため成川衛構成員によれば、「企業の中には外国平均価格調整で引き上げてもらえるタイミングを待って、日本での上市を検討するということもあるのではないか」として、外国平均価格調整価格が日本市場での新薬上市のタイミングに影響しているという意見を述べた。

以上、有識者検討会の10月から12月にかけての検討内容を振り返ってみた。有識者検討会は２０２３年3月までに検討内容を取りまとめ、２０２４年の薬価改定議論につなげたいとしている。

〈参考文献〉
厚労省「医薬品の迅速・安定供給実現に向けた総合対策に関する有識者検討会」（2022年10月21日、2022年10月27日、および2022年12月9日）

3 有識者検討会報告書の論点

2023年4月27日、医薬品の迅速・安定供給実現に向けた総合対策に関する有識者検討会（以下、有識者検討会）が、2022年8月以来、12回の検討会を経て、その報告書骨子案（以下、骨子案）を公表した。

その骨子案では、以下の3分野についてその現状と考えられる要因、あるべき姿と対応について記述している。骨子案では、現状をまずありのままに受け止め、その課題と今後の対応について、有識者の意見を取り込みながら踏み込んだ書き方をしている。最終報告は、2023年6月に公表された。

以下、骨子案で取り上げられた「後発医薬品分野」、「創薬・新薬分野」、「医薬品サプライチェーンと取引分野」の3分野を順次見ていこう。

①後発医薬品分野

（1）後発医薬品の供給不安の現状とその要因

まず、骨子案では、「後発医薬品分野」がトップに取り上げられた。後発医薬品分野では、現下の後発医薬品の供給不安とその要因について以下のように記述している。

２０２１年年2月の小林化工（株）への処分以降、相次ぐ後発医薬品企業による不祥事に起因して大規模な供給不安が発生した。

新型コロナウイルスの感染拡大による大幅な需要増やその他の要因も相まって、２０２２年8月時点で、医療用医薬品全体の28・２％に当たる４２３４品目、後発品に限ると41・０％に当たる３８０８品目が出荷停止または限定出荷となった。供給不安の発生・長期化は、主に後発品市場で生じており、その背景・原因には、後発品の制度特性やその産業構造が大きく影響していると骨子案では述べている。

骨子案では供給不安に陥った要因は、「製造能力に乏しい企業が多数である後発品産業の構造にある」としている。共同開発や外部への製造委託などの導入・活用により、製造能力を持たない多数の企業が後発医薬品業界に参入した。こうして企業数が増えたことで過度な競争が生じ、流通に関する課題とも相まって、企業の少量多品目生産構造が発生した。そして、「後発品使用促進の市場環境の中で、一部の企業に見られた品質管理と安定供給に向けた体制強化が遅れ、政府の対応の遅れも加わり、現状の供給不安を招いた」と骨子案では述べて、「政府の対応の遅れ」も認めている。

このようにして多くの企業が同一成分の新規後発品を上市し、一社当たりの品目が多くなる構造や、比較的収益性が期待できる、収載直後の後発品に多くの後発品企業が参入する構造が出来上がった。

また、2005年の薬事法改正により、医薬品製造の委受託・後発品の共同開発が可能となり、開発コストが低廉化した。こうして市場参入障壁が低くなることで、同一成分同一規格の製品を多数の企業が供給し始めるようになる。これらの製品はいったん市場に出た後は、収載後5年間の安定供給義務ルールがあるため、市場撤退はできず、たとえ少ない需要でも需要があれば供給継続が必要となる。これに急激な薬価の低下が覆いかぶさり、低収益品がますます増加するという構造になっていると骨子案では分析する。

また、毎年薬価改定が行われる中、後発医薬品は価格以外では差別化を行いにくい製品のため、価格競争が起きる。後発品企業自身による値引き販売や、後発品が「総価取引」の際の値引きの調整弁とされることにより、相対的に薬価と納入価の価格乖離が増大することになる。

そして、多品目・少量生産の悪循環と低収益の品目を多く抱える構造により、多くの企業がその補填のため収益性の高い新規収載品を上市することになる。これがさらなる品目増加につながり、同一製造ラインで低価格品の多品目・少量生産を行う、低効率・低収益の構造がさらに増強されるという悪循環が発生する。同一製造ラインでの少量多品目生産により製造余力がない状況の中で、緊急増産等に柔軟に対応することも困難となり、結果的に供給不安が長期化する一因となっていると骨子案では述べている。

こうした非効率な少量多品目生産に品質ガバナンス上の問題が重なり、製造工程の管理上の不備や医薬品のコンタミネーションによる品質不良が発生し、こうした後発医薬品の信頼性への欠如も、供給不安の大きな要因となっていると骨子案では述べている。

（2）後発医薬品と長期収載品のあるべき姿と対応

こうした現状を踏まえて有識者検討会では、医薬品の迅速・安定供給実現に向けて目指すべき姿とその対応策の例について、以下のような議論があったとしている。

まず対応策としては、企業や品目数の適正化・業界再編が挙げられる。後発品、後発品産業・企業は、品質が確保された医薬品について、将来に渡って安定的に供給し続けることが「あるべき姿」である。このために「**企業や品目数の適正化・業界再編**」が欠かせない。少量多品目の製造構造を解消するために、企業や品目の統合を推進する。

このため、品目統合に合わせた製造ライン増設等の企業支援を検討すべきだ、と骨子案では述べている。企業による一定の供給量の担保や、企業統合を推進する観点から、企業の製造能力等の企業情報の可視化を実施する。

そして、後発品産業のあるべき姿やその実現のための具体策、たとえば企業や品目数の適正化、業界再編、企業情報の可視化、共同開発の在り方の検討等を検討するための「会議体を新設」してはどうかと述べている。

次に、少量生産企業の参入抑制と安定供給を行う企業の評価を行うことを提案している。

少量生産しかできず、安定供給を担保できない企業の市場参入を抑制し、安定供給可能な企業を評価するため、企業情報を踏まえた新規収載や改定時薬価の在り方を検討すべきだとしている。

これは具体的には、企業の生産能力や安定供給可能であることを新規収載時に企業が提示し、それを基に後発医薬品の承認を行うこと、そして改定時には、こうした企業要件を満たす企業に対する何等かの薬価上のインセンティブを与えることを意味している。

骨子案が述べているように、後発医薬品企業の特性である、多品種少量生産体制が安定供給不安の要因になっていることは確かだろう。このため、企業集約や企業間の役割分担を行って、品目集約や生産ライン集約を行い、現在の多品種少量生産を多品種大量生産体制へ転換するとしている。しかし、この体制転換を推進することはそう簡単ではない。

また、それをどのように制度的に後押しするのかの具体的な議論についてもこれからだ。一方、有識者検討会の中で、神奈川県立保健福祉大学の坂巻弘之構成員が言うように「製造工程が難しい、あるいはもともと売れそうにない市場希望の小さい後発品を作っている企業」もあるのも確かだ。こうした企業の扱いについても検討する必要がある。

そして、安定供給を下支えする薬価制度の検討が必要である。薬価改定による採算性の永続的な低下を避けるため、特に後発医薬品に多く見られる医療上の必要性が高い品目について、現行の薬価を下支えする仕組みの改善を検討するとしている。

長期収載品については、従来の政策における方向性のとおり、基本的に後発品への置き換えを推進するとしている。先発品企業における新薬開発へのシフトを推進するとともに、様々な使用実態を踏まえつつ、現行の後発品への置換え率に応じた長期収載品の薬価上の対応を含め、必要な措置の在り方について検討するとしている。同時に長期収載品の一形態であるオーソライズド・ジェネリックも議論の対象となった。

②創薬・新薬分野

（1）ドラッグ・ラグ、ドラッグ・ロス

２つめの分野は創薬・新薬分野である。創薬・新薬分野では、まず「ドラッグ・ラグ」、「ドラッグ・ロス」が取り上げられた。欧米では承認されているが国内未承認の医薬品、いわゆる「ドラッグ・ラグ」が近年増加傾向にあり、２０２３年３月時点で１４３品目との報告がある。

このうち国内での上市を予定していない開発未着手のものが86品目あり、未承認薬のうち60・1％に上る。こうした開発未着手品は、これからも国内で上市予定がないという点で、「ドラッグ・ロス」になる懸念があると指摘している。

国内開発未着手の、ドラッグ・ロスとなる86品目の医薬品の内訳は、ベンチャー企業発の医薬品、希少疾病用医薬品、小児用医薬品が大多数を占めている。患者団体からは、希少疾病用医薬品指定制度について、「アメリカでは日本の10倍もの品目が対象になっているのは、日本の制度が使いづらいためではないか」との指摘もある。

なお、希少疾病用医薬品指定制度とは、医療上の必要性が高いにもかかわらず、患者数が少ないことにより研究開発が進まない、医薬品及び医療機器の開発を支援するための制度である。また、患者団体は「治験の情報が患者に届いていない」ことも問題視している。

現在の厚生労働省のデータベースの情報は専門家向けであり、一般の患者は理解するのが難しいと患者団体は言う。

また、日本市場の魅力低下により、希少疾病・小児・難病等に対する革新的医薬品を持つ海外企業が、日本への医薬品上市を敬遠しているケースがあることが指摘されている。日本市場の魅力低下の要因には、企業経営にも影響を与えている薬価制度の予見可能性のなさ、度重なる薬価引下げ等による市場規模の成長率の低迷などがある。

また、製品特性に必ずしも合致しない薬価算定・改定ルールや補正加算のうち、画期性・有用性加算の要件には、既存治療と比べて当該品目が客観的に優れていることが求められるものがある。しかし、希少疾病や小児に対する医薬品等の開発では、既存治療との比較を臨床試験では症例数が少なく、これらの加算の根拠を示せないことも多い。

（2）新薬の上市を妨げる要因

次に、我が国において新薬の上市を妨げている要因について見ていこう。

1つめは、新薬創出等加算や市場拡大再算定における共連れルールがある。

バイオ医薬品など近年の革新的医薬品は、幅広い効能・効果を有するものが多く、結果として、他社品目が市場拡大再算定を受ける場合に、共連れルールにより類似薬として再算定の対象となる可能性が、従来より格段に増加している。

これにより企業にとって、上市後の市場予見可能性が著しく低下している。また、新薬創出等加算の企業要件は、多数品目を取り扱う大企業に有利であり、現在の開発主体となりつつあるベンチャー企業など少数品目を取り扱う企業への考慮が不十分である。またアジア諸国での薬価算定で日本の再算定後価格が参照される可能性もあり、日本への上市順位の低下の一因となっている。

頻回の薬価制度改革も問題だ。企業経営に大きな影響を与える、薬価制度改革が頻回に行われると、将来に向けた投資回収の不確実性が増大するため、日本市場は構造的にリスクが高い市場と認識され、開発の先送りや日本では開発を行わず他国での開発が優先される。こうした状況では、新薬企業の投資コスト回収が想定を大きく下回った場合、後発品収載後も特許切れ品の販売継続が必要であり、長期収載品依存の体質が継続されることになる。

2つめは日本における臨床試験の高コスト構造である。ひとつの医療機関あたりで組み入れられる被検者の人数が少ないことや、臨床試験の費用算出根拠が国際標準と異なること、契約等手続が多いこと、などにより日本の臨床試験が高コスト構造となっている。

これに加え、日本人での臨床試験を追加的に求められる場合がある。このため事業規模が小さいベンチャー企業は、日本での開発を行わない傾向がある。

特に知名度の低いベンチャー企業では、被験者（患者）の治験への理解度・信頼度、医療機関との関係性の構築状況等から、被検者のリクルーティングのコストが大きい。大手製薬企業でも、日本市場の魅力低下と相まって、追加的に日本で臨床試験を実施することでコストが見合わず、開発を諦める場合もある。治験における日本人の組み入れは止めるべきだ。

（3）創薬力の低下のワケ

そもそも日本の創薬力自体が低下している。近年、日本起源の医薬品の減少や世界市場シェアの低下など、日本の医薬品産業の国際競争力が低下している。国内市場の売上シェアは、外資系企業が内資系企業を上回る状況が常態化している。貿易収支では、輸入超過による赤字がさらに拡大している。

これには我が国の製薬企業における、新規の治療手段の種別であるモダリティへの対応の立ち遅れによるものだ。近年、創薬技術が大きく進化し、高度な個別化医療等への対応が求められた結果、モダリティが多様化、日本の研究開発型企業では、これらの新規モダリティへの対応が欧米企業に比して大きく立ち遅れた状況にある。

主な理由は、日本は化学合成品の開発において国際的に優位にあったため、次世代の創薬技術となるバイオ創薬への投資判断が遅れたことが指摘されている。過去の成功が現在の出遅れの原因だ。

また我が国では、革新的創薬に向けた、オープンイノベーションによるエコシステムが未構築である。近年の創薬プロセスでは、複雑性・専門性の高まりから、ベンチャー企業等と大手製薬企業との協業（オープンイノベーション）による、エコシステムの構築が必須である。日本でもオープンイノベーションは増加傾向にあるのだが、欧米に比べれば非常に少ない。欧米に比べ日本のライフサイエンス分野に投資するベンチャーキャピタルは、数・規模ともに小さく、巨額の費用がかかる創薬分野のベンチャー企業の資金調達が困難である。

これまで「医薬品産業ビジョン2021」、「健康・医療戦略」などのビジョンや戦略が出されたが、産業育成等の具体策が欠落し、中長期的なKPIも示されていないなど、骨子案ではこれまでの日本の創薬戦略の反省についても述べている。

(4) 創薬力の強化

こうした現状に対して、骨子案では創薬力の強化を強調している。製薬産業は、我が国の基幹産業であり、革新的な医薬品を海外に展開することで外貨を獲得し、日本経済を牽引する成長ドライバーとしての役割が期待される。大きな政策の方向性として、先発企業がリスクを取って、最新技術を活用した革新的医薬品の創出に挑戦することが必要であるとしている。昨今の環境変化を踏まえると、政策を効果的かつ網羅的に実行するに当たっては、産官学が同じ目標の下、戦略的に資源を投下し、必要な施策を関係者が主体的に進めていくべきだ。

また、アカデミアにおける創薬基盤技術の研究、疾患原因や標的分子の基礎的な研究の一層の充実が必要である。加えて、創薬基盤技術を用いた創薬研究など、実際にアセットを作ることを推進・強化すべきである。研究開発に係る税制優遇やシーズ・ライブラリ構築支援、バイオシミラーの普及促進の検討が必要だ。

これには創薬のためのエコシステムの中で、一つでも多くの成功事例を生み出すことが必要だ。

成功事例が生まれることによって次の起業や投資に繋がり、エコシステムの正の循環が進む。ベンチャー企業との連携推進を促すような制度も必要だ。日本・海外の製薬企業、バイオベンチャー・大学・研究者のマッチングが進んでおらず、産学連携に対しての期待感が上がっていない。政府として、マッチングをより促進する仕組みを構築すべきだ。

政府方針・戦略の策定が必要である。新規モダリティへの移行に立ち遅れないために、積極的に新規モダリティに投資し、国際展開を見据えた事業を展開できるよう、政府として関係府省庁が一体となって、総合的な戦略の策定が必要であると骨子案では述べている。

以上より、必要な医薬品が患者の元に迅速かつ安定的に届けられることが求められる。このため各種制度を抜本的かつ大胆に見直すことで、ドラッグ・ラグ、ドラッグ・ロスの懸念を解消し、直ちに患者へ必要な医薬品を届けることができる環境を整備すべきであるとしている。

（5）薬事規則・薬価制度の見直し

この環境整備には、まず、前述のように薬事規制や薬価制度等の改革が必要だ。

国際共同治験では、日本人症例の組入れが遅いといった理由で、日本が避けられる傾向がある。このため日本の治験パフォーマンスが海外に比べて低いという状況であり、グローバルから選ばれる国になるためにも、行政が中心となって国際的なポジションを高める必要がある。また、未承認であっても、いち早く患者へ届けることを可能にするという観点から、先進医療・患者申出療養などの活用支援を検討する。併せて、医療上の必要性の高い未承認薬・適応外薬検討会議についてもより実効性が高まるよう、外資系企業等への周知等の対応を検討する。

国際共同治験に参加するための日本人データの要否など、薬事承認制度における日本人データの必要性を整理する。

欧米に比べ希少疾病用医薬品の指定数が少ない現状を踏まえ、開発の早期段階で指定できるよう、要件の見直しを検討する。製薬企業に小児用医薬品の開発を促すため、成人用を開発する段階で、製薬企業に小児用医薬品の開発計画の策定を促すとともに、開発に当たって、新たなインセンティブを検討する。医療上必要な革新的医薬品について、ドラッグ・ラグ、ドラッグ・ロスの懸念を解消するため、日本市場への迅速導入に向けた新たなインセンティブを検討すべきだ。

そもそも特許期間中の薬価改定により、価格が引き下がることが、日本市場の魅力を引き下げている一因となっている。

希少疾病・小児・難病等をはじめ、医療上必要な革新的医薬品については、特許期間中の薬価を維持する仕組みを検討するとともに、現在開発の主流であるベンチャー企業を正しく評価できるよう制度を見直すことを検討する。現行制度では、再生医療等製品等の比較薬がないような革新的な製品について、既存の枠組にとらわれない新たな評価法の可能性を検討するとともに、市販後にリアルワールドデータを活用することを検討するとして、新規収載品の薬価算定方式の革新を行うとしている。

市場拡大再算定は、企業の予見可能性を低下させる大きな要因となっている。

特に類似品の取扱いについては、他社の販売動向により、自社の薬価まで影響を受けてしまうことで、投資コスト回収の点でリスクとなっている。上市時の薬事承認の範囲や市場規模の見込みから生じた想定外の上振れについては是正しつつ、市場拡大再算定の運用について見直しを検討する。

薬価制度改革を検討する際は、投資回収の予見可能性を十分考慮することが必要だとしている。これで評判の悪い、新薬の算定方式である原価算定方式や市場拡大再算定における共連れルールの見直しを行うべきだ。

(6) 長期収載品依存からの脱却

最後に、新薬開発の促進と長期収載品依存からのシフトが必要だ。新薬創出等加算や市場拡大再算定の見直しを医療保険財政の中で実現し、さらに、長期収載品の収益に依存している先発品企業が新薬の開発にシフトするための方策も引き続き必要である。

こうした観点から、以下のような意見があった。後発品への置き換えが進んでいない長期収載品については、医療上の必要性や安定供給の確保等に配慮しつつ、下記の点について検討するべきだ。長期収載品のさらなる薬価の引下げについて検討するべきではないか。患者負担の在り方についても、議論が必要ではないか。薬剤一般について定額負担を求めることを考えるべきではないか、とも骨子案では述べている。つまり、長期収載品を使う時には患者負担を増やすということを検討するべきだ。

③サプライチェーン・流通取引分野

(1) サプライチェーン・流通取引の課題

3つめの分野である、サプライチェーン・流通取引分野における課題と対応を見ていこう。

サプライチェーの課題としては以下が挙げられた。

サプライチェーンリスク、多くの医薬品、特に、低価格で収益性の低い後発品は、原薬・原材料の多くを海外特定国に依存している。バイオ医薬品でも、近年急速に輸入が増加し大幅な輸入超過の状況にある。新型コロナウイルスの感染拡大による大幅な需要増、紛争等による地政学的な問題も、安定供給に影響を与えるリスク因子となっている。

このような地政学上のリスク等に加え、倉庫火災など、安定供給に支障を及ぼす様々な供給リスクが顕在化。後発品の出荷停止等により、医療機関・薬局の現場における混乱を招いている。これによって、卸売販売業者における需給調整業務の負担が増加し、流通現場のひっ迫状況が続いている状況にある。

医薬品の供給状況・出荷状況等については、各社が医療機関等に対して情報提供を行っているが、先々の不安から在庫確保分も含めた注文が継続し、在庫消尽を恐れた製薬企業が供給量を制限する限定出荷の悪循環が多発した。

限定出荷を行う際、卸売業者は、取引数量の多い顧客の注文を優先的に対応している実態もあり、その結果、製品在庫の偏在が発生した。医薬品の供給状況や在庫状況等に関して、適時に流通関係者が情報共有できないことや、不測の事態に備えた医薬品の備蓄等の対策が十分に講じられていないことがその一因であるとしている。

次に流通取引の課題である。薬価基準制度の変遷や医薬分業の進展とともに、流通実態も変化。購入主体や医薬品のカテゴリー別の薬価差にも影響を与えている。こうした状況の中、現在は、一部の取引において、医療上の必要性に関わりなく、過度の薬価差が発生するといった薬価差の偏在が課題である。

市場実勢価方式による薬価改定が行われる中、取引条件の違いによる購入価格のばらつきも存在している。調整幅については、薬剤流通の安定のためのものとされてきたが、20年以上変更が行われていない中で、流通実態と乖離している可能性がある。

また、以下のような流通実態が薬価差の偏在の一因となっている。

近年は、チェーン薬局や共同購入組織が大規模化することで購買力を強め、また、全国の取引価格をデータ化し、ベンチマークを用いた価格交渉が業態化するなど、薬価差を得ることを目的とした取引が増加している。

医療機関・薬局は、卸売販売業者との取引において、前年度の値引き率ベースでの総額での一律値下げ、いわゆる総価取引を求めてくることが多い。

汎用性が高く競合品目が多い長期収載品や後発品は、総価取引の対象とされる傾向にあり、薬価改定による薬価の下落幅が増大している。調整幅の流通実態との乖離については、後発品の数量シェアが拡大し、希少疾病用医薬品や再生医療等製品といった、配送場所や患者が限定される医薬品が増加するなど、医薬品のカテゴリーチェンジがある中で、配送効率による価格のばらつきに変化が生じていることがその一因である。

（2）サプライチェーン・流通取引への対応

サプライチェーン・流通取引への対応としては以下が挙げられる。後発品の供給不安問題や原材料・原薬の海外からの調達問題など、国の経済安全保障にも関わる構造上の供給リスクに対処するため、医薬品のサプライチェーンの強靭化が必要である。また、後発品の安定供給の確保策を推進していくことにより、医療機関・薬局における不安を解消し、これによって、流通の現場における業務負担を軽減することが必要である。

医薬品流通の川上から川下まで、さらに原薬や原料を含む製造段階まで含めて、サプライチェーン全体の情報が共有化されていない。医薬品の様々な供給リスクに対処するためにも、流通関係者において迅速に情報が共有可される仕組みが必要だ。骨子案では以下にその対応策を述べている。

まず、供給情報の可視化である。サプライチェーンの問題は、基本的に情報の不足、情報伝達の遅れ、それに伴うリードタイムが発生するという問題であり、これらを改善するため、行政がイニシアチブを取って、デジタルトランスフォーメーション（ＤＸ）を推進すべきだ。そして、震災等の様々な供給リスクに対処するため、事業継続計画（ＢＣＰ）を策定する等、医薬品のサプライチェーンの強靭化に向けた体制を企業の枠組みを超えて構築することが重要だ。

流通取引の改善も引きつづき必要だ。製薬企業、卸売販売業者及び医療機関・薬局といった流通関係者全員が、流通改善ガイドラインを遵守し、過度の薬価差が発生しない、健全な流通取引が行われる環境の整備が必要である。医療上特に必要性の高い医薬品については、過度の価格競争により医薬品の価値が損なわれ、安定供給に支障を生じさせないため、これらの医薬品を従来の取引交渉から別枠とするなど、流通改善に関する懇談会等で検討の上、流通改善ガイドラインを改訂する。

薬価差縮減については、薬価と大きな乖離が発生している取引がある場合は、その見える化と薬価差の偏在の是正に向けた方策を検討する。
流通コストの実態把握が必要だ。地域差や医薬品のカテゴリーごとのばらつき状況についての実態把握が必要。こうした観点から、以下のような意見があった。配送コストの地域差の状況や医薬品のカテゴリーによって、流通実態が異なってきていることが配送効率に与える影響についてよく把握することが必要ではないか。

④その他全体的課題と構成員からの意見

その他全体的課題について骨子案では以下のように述べている。マクロ的な視点から、総薬剤費の在り方について以下のような意見があった。

日本の医薬品市場の魅力の観点から、中長期的な経済成長率に沿うよう、総薬剤費を伸ばしていく仕組みの検討を行うべき。

薬剤費は、世界中でＧＤＰの対前年度比を上回って成長しており、仮に我が国においてＧＤＰの成長率の範囲内に収まったとしても、世界市場から比べれば見劣りし、日本の医薬品市場の魅力の向上に繋がらないのではないか。医薬品産業政策の検討や評価を正しく行うため、政府が薬剤費等の正確なデータを把握することが必要である。こうした観点から、以下のような意見があった。

薬価調査のデジタル化を進めていくなど、薬価制度改定の政策評価等を正しく行うため、政府が主導して薬剤費等のデータを収集することが必要である。

また、骨子案については、構成員から以下のような追加意見も出された。市場の要件性に対して薬剤耐性菌（ＡＭＲ）を書き込むことが必要なこと、ＣＭＯ（医薬品製造受託機関）、ＣＤＭＯ（医薬品開発製造受託機関）が創薬には重要であることを記載すべきとの意見だ。

法政大学の菅原琢磨構成員は、新薬の薬価算定に当たっては医薬品の持つ多様な価値に力点を置くことの必要性を述べている。中間年改定についての書き込みがないことも指摘している。

神奈川県立保健福祉大学の坂巻弘之構成員は、創薬、新薬についてはモダリティごとに課題が異なるので、その整理をすることが必要と述べている。その他、財源論についての議論もなされた。さて、こうした骨子案に基づいて２０２３年６月に報告書のとりまとめが行われ、その後は骨太の方針に書き込まれる。そして、各項目ごとに社会保障審議会や中医協総会での議論に移ることになる。有識者検討会の報告はこうしたスタートの第一歩となった。今後の動向に注目したい。

〈参考文献〉
厚労省「第12回　医薬品の迅速・安定供給実現に向けた総合対策に関する有識者検討会」（２０２３年４月27日）

4 後発医薬品産業構造見直し検討会の論点

前述の有識者検討会では、こうした後発品特有の産業構造を検討するため、新たな会議体を設置し検討を進めることとした。それが２０２３年７月より発足した「後発医薬品の安定供給等の実現に向けた産業構造のあり方に関する検討会」（座長筆者、以下産業構造検討会）である。産業構造検討会のメンバーはアカデミア、コンサルティングファーム、金融関係、弁護士、実務家等よりなる。

●後発医薬品の安定供給等の実現に向けた産業構造のあり方に関する検討会構成員（計11名，氏名五十音順）

川上純一（国立大学法人浜松医科大学医学部附属病院 教授・薬剤部長）
櫻井信豪（東京理科大学薬学部 教授）
田極春美（三菱ＵＦＪリサーチ＆コンサルティング株式会社政策研究事業本部 主任研究員）
堤　崇士（グロービス経営大学院教授）
鳥巣正憲（長島・大野・常松法律事務所 弁護士）
野澤昌史（株式会社日本政策投資銀行企業金融第６部 ヘルスケア室長）
福田彰子（デロイトトーマツファイナンシャルアドバイザリー合同会社 ＬＳＨＣ Ｍ＆Ａトランザクションサービス シニアヴァイスプレジデント）
間宮弘晃（国際医療福祉大学薬学部 准教授）
武藤正樹（社会福祉法人日本医療伝道会衣笠病院グループ 理事）（座長）
安本篤史（ネクスレッジ株式会社 代表取締役社長）
柳本岳史（ボストンコンサルティンググループ マネジング・ディレクター＆パートナー）

●出典：厚労省「後発医薬品の安定供給等の実現に向けた産業構造のあり方に関する検討会」（２０２３年７月31日）より

①産業構造検討会の中間とりまとめ

そして、産業構造検討会は、4回の検討会の開催を受けて2023年10月11日に中間とりまとめを公表した。この産業構造検討会の中間とりまとめについて見ていこう。

中間とりまとめは、2024年4月の薬価改定へ向けて議論が進む、中医協の薬価専門部会の議論や、厚労省の「創薬力の強化・安定供給の確保等のための薬事規制のあり方に関する検討会」（以下、薬事規制検討会）での医薬品の製造方法の薬事に関する検討会の議論に間に合わせるために行うことになった。10月の時点で中間とりまとめを行い、この報告を上記の会議体に送ることになった。

ここでは、その中間とりまとめを見ていこう。中間とりまとめは次の2つの柱からなる。1つは「安定供給等の企業情報の可視化」、もう1つは「少量多品目生産構造の解消」である（180頁の図表参照）。

（1）安定供給の可視化

まず、1つめの柱である、**安定供給等の企業情報の可視化（ディスクロージャー）について**見ていこう。この可視化の目的は、企業が後発品を安定供給できることを示す情報を可視化することにある。これにより安定供給を行える企業が市場で評価され、結果的にそれら企業が市場の中で選ばれることを目指す。

具体的には以下の項目で可視化を行う。安定供給体制に関する情報としては、企業の安定供

後発医薬品の安定供給等の実現に向けた産業構造のあり方に関する検討会 中間取りまとめ(案)概要

中間とりまとめの位置づけ

・厚生労働省の他の会議体において後発医薬品に関する課題を含めた施策の検討が進められており、これらの会議体における検討の参考となるよう、**先だって薬事・薬価に関係する事項について提言を行う**もの。
・**中間取りまとめ以降も検討会で議論**を続け、後発医薬品産業を巡る構造的課題の解決に向けて**取り得る一連の施策について 提言を行う予定**。

安定供給等の企業情報の可視化

・**品質かが確保された後発品を安定供給できる企業が市場で評価**され、結果的に優位となることを目指し、例えば以下の項目を 公開すべきである。
●安定供給体制に関する情報:安定供給マニュアルの運用状況、共同開発の有無、製剤製造企業名(委託企業含む)、供給不安発生時の事後対応 等
● 供給状況に関する情報:自社品目の出荷状況、出荷停止事例 等
● 自社の情報提供状況に関する情報:医療関係者への情報提供の状況 等
● 緊急時の対応手法に関する情報:余剰製造能力の確保又は在庫による対応 等
● 業界全体の安定供給への貢献に関する情報:他社の出荷停止品目等に対する増産対応 等
・公表事項について基準を設定した上で厚生労働省が評価するとともに、公表事項以外の企業情報(供給計画・実績等)も評価に反映し、**評価結果を薬価制度・その他医薬品に係る制度的枠組みに活用**することを検討すべきである。
※ 企業に求められる最低限の基準を満たさない場合は低評価、基準を超えるような指標を満たす場合は高評価といったメリハリをつける。
※ 導入時期について、企業側の負担を考慮し、一部の公表を求めることや、経過措置を設けるなど、優先順位を設けて柔軟に対応する

少量多品目構造の解消

・**新規収載品目の絞り込み**:安定供給に貢献しない企業の参入を抑制するため、新規収載に当たって企業に対し安定供給に係る責任者の指定を求めるとともに、継続的に供給実績を報告させる仕組み等を検討すべきである。
・**既収載品目の統合**:企業間の品目統合を促進するため、統合後の品目の増産で行いやすくなるよう、製造方法の変更に係る 薬事審査等の合理化に係る検討を行うべきである。
・**供給停止・薬価削除プロセスの簡略化等**: 一定の条件に該当する品目(医療上の必要性や市場シェアが低い等)につき、医療現場への影響、採算性のみを理由とした供給停止等に配慮しつつ、供給停止プロセスの合理化・効率化の検討を行うべきである。
・新規収載品の品目数の抑制や既収載品の品目数の削減等、**安定供給の確保に資するような薬価制度・その他医薬品に係る制度的枠組みを検討**すべきである。
※例えば、後発品の内用薬について、現行の薬価制度上、10品目を超える場合に薬価を下げる仕組みがある。

●出典:厚労省「後発医薬品の安定供給等の実現に向けた産業構造のあり方に関する検討会」(2023年10月11日)より

給マニュアルの運用状況、共同開発や製造の委受託企業の有無の情報が挙げられる。特に、これまで企業間の秘守義務契約もあり、共同開発元や製造委託先がどこであるのかの情報は明らかにされてこなかった。この情報を開示する。

また、**あるべき共同開発、製造委受託の在り方についても明らかにする。**前述のように2005年の薬事法改正により、製造所を持たない企業でも後発医薬品の製造販売業者となることができるようになった。こうした製造と販売の分離は、後発医薬品の市場拡大には貢献した。しかし、同時に、一つの共同開発元に多くの製造所を持たない販社が群がって、過当競争を生む原因ともなっていた。

もちろん、共同開発や製造委受託は必要だ。たとえば、特殊設備を要する品目（ステロイド、抗がん剤など）を製造する開発元との共同開発、生産効率向上や安定供給のための委受託、緊急時の増産バックアップ体制の保証のための委受託などは必要だ。しかし、単に開発コストや製造コストを低減化するためだけの共同開発や委受託は、市場の過当競争を生み弊害をもたらすだけだ。このため、共同開発や製造委受託が、その本来のあるべき姿になっているかを見極めて企業を選別することが必要だ。

次に、**医薬品の供給状況に対する情報も必要だ。**自社品目の出荷状況、出荷停止や回収事例等、緊急時の対応手法や企業の余剰製造能力の予備対応力の確保または在庫による対応、業界全体の安定供給への貢献に関する情報、他社の出荷停止品目等に対する増産対応等の情報を明らかにする。こうした企業情報を基に企業を評価し選別する。

また、**安定供給に関しては、企業の生産能力に係る製品供給計画や実績等の情報を知ること**

も重要だ。しかし、こうした情報は企業の経営戦略にも関わる機微な情報であり、また公開されることで市場の自由な競争を阻害する恐れがある。

そのため広く公開することはできない。このため、こうした供給計画や実績等の企業情報については厚労省が収集し、厚労省内部で基準を設定した上で評価することに留めるとしている。

こうした議論の背景には、これまで新規収載の後発医薬品の上市に当たっては、かならずしも十分な製造能力や継続的な供給計画を有していない企業でも市場参入が許されていたという実態がある。この結果、市場の過当競争を招き、一部企業においては一定期間販売後に市場撤退するということもあり、安定供給の課題として挙げられていた。

このため今回、**医薬品の安定供給に係る企業情報、製造能力、生産計画、生産実績等を可視化し、その適正化のために新規収載時および改定時に、薬価等を通じて評価する**としている。具体的には企業に求められる最低限の基準を満たさない場合には、低評価、基準を超えるような場合は高評価、といった薬価上のメリハリをつけるとしている。

また、**後発医薬品の品質関係の情報開示も大事だ。**

現行の薬機法の法規制では、最低でも年1回、品質とマネジメントレビューに係る報告書を作成することを義務付けている。こうした報告書を情報開示してもよいのではないか。また、品質情報については、厚労省が行うジェネリック医薬品品質情報検討会では、学会や論文で問題ありとされた後発医薬品の品目などは必要に応じて再検証を行っている。また全国に流通している後発医薬品を、年間９００品目を一斉調査し、再検証を行うという品質調査事業を行っている。これらの情報は、ＰＭＤＡのホームページですでに開示されている。こうした情報も参考にしてはどうか。

また、情報の公開の時期については、企業側の負担を考慮し、一部の公表に留めることや経過措置を設ける、優先順位付けをして公開を行うなどの柔軟な対応をするとしている。

(2) 少量多品目構造の解消

次に、少量多品目構造の解消について見ていこう。この手法には後発品の新規収載に当たって以下を実施する。

安定供給に貢献しない企業の参入を抑制するために、後発品の新規収載に当たって、企業に対して安定供給に係る責任者の指定を求めるとともに、前述のように企業に対して継続的に供給実績を報告させる仕組み等を検討することで、新規収載品を絞り込むとしている。

また、既収載品については、少量多品目生産の産業構造を見直すため、企業間で重複する品目の統合を促進する。そして、品目統合後の増産や製造設備のスケールアップを行いやすくするため、製造方法の変更に係る薬事審査等の合理化の検討を行うべきとしている。

この背景には、品目統合を行うにもその製造変更に伴う薬事承認が2~3年もかかる現状では、品目統合に対する企業側の意欲がそがれてしまうからだ。もちろん、製造変更に伴う製造管理や品質管理の保証のためには薬事申請が必須ではあるが、その審査期間を短縮する努力は必要だろう。この薬事関連の検討は、前述の薬事規制検討会において行う。

次に、供給停止・薬価削除プロセスの簡略化等が必要だ。一定の条件に該当する品目、たとえば、医療上の必要性の少なさや市場シェアが低い品目については、市場撤退を求め、後発品の製造ラインの製造余力を高めるべきだろう。

もちろん、その撤退については医療現場への影響を十分に考慮する必要があり、採算性のみを理由とした撤退はあってはならない。

たとえば、消化性潰瘍剤のシメチジンのシェアは十数年前から極めて低くなっていて、ほとんど使われなくなっている。こうした医療現場での、ニーズの少ない品目を作り続けることが製造ラインの効率化を妨げている。こうした品目の撤退は現行の仕組みの中でもできる。できるものから薬価削除を進めてはどうか。

また、先発品にある全規格を後発品でも品ぞろえすべきという、「全規格品ぞろえ」規定がある。この規定によって、後発品企業は使用量の少ない規格も製造をしなければならない。全規格品ぞろえ規定も見直して、市場シェアの低い規格は、一部企業がまとめて製造を行い、他の後発医薬品企業の製造ラインの製造余力を増やしてはどうか。

またOD錠（口腔内崩壊）についても、OD錠と通常錠の両者を取りそろえることは、後発医薬品企業にとっては製造ラインの負担になる。どちらか一方にまとめることはできないのか。後発医薬品の企業の少量多品目生産を品目や規格・剤型をしぼりこみ、必要な品目、規格、剤型を安定供給する体制に転換してはどうか。

また、このため製造ラインそのものを見直す必要がある。現在の後発品の製造ラインは、前述のようにバッチ生産といって、同じラインで多品目を製造工程ごとに製造している。別の製品バッチをこのラインに流す前にはライン洗浄を行い、コンタミネーションを防ぐという極めて複雑な製造工程を行っている。

これを「まとめ生産」といって複数のロットをまとめて生産する方式、さらには「連続生産」といった新しい製造手法や、大量生産のためのスケールアップした生産設備の導入などが必要だ。

こうした製造設備の変更には、多額の資金投資が必要だ。しかし、現状の後発医薬品企業には、こうした製造ラインの革新に投資する余裕がない。これには国からの補助金が必要だろう。

産業構造検討会では、またこうした少量多品目生産の見直しや、安定供給の確保に資するような薬価制度、その他、製造に係る薬事規制など制度的枠組みを別途検討すべきとしている。

②中医協薬価専門部会による検討

上記の産業構造検討会の中間とりまとめは、次に薬価算定における評価のため中医協薬価専門部会に送られた。

中医協の薬価専門部会は、薬価の方針や基準の協議を担当する部会である。前述の産業構造検討会の中間とりまとめでは、安定供給の可視化や少量多品目の解消等が検討された。厚労省は、これをさらに具体的な4項目の指標に落としこみ、評価方法も合わせて薬価専門部会での検討がなされた。

4項目の評価指標とは、「後発品の安定供給に関連する情報の公表」、「後発品の安定供給のための予備対応力の確保」、「製造販売する後発品の供給実績」に加えて「薬価の乖離状況」の4つである。これらの項目を、さらに詳細な指標とその評価方法を厚労省で定めた上で、企業から提出された資料や統計情報、行政が把握している情報を基に、厚労省が後発品企業

190社についてシミュレーションを行った。

評価区分は、

「一定水準を超えて取り組みを行っていると評価できる企業区分（A区分）」

「一般的な取り組み状況にある企業の区分（B区分）」

「一定水準を下回る取り組みを行っていると評価される企業の区分（C区分）」

の3区分としたうえでシミュレーションを行った。

その結果、A区分は41社、B区分38社、C区分111社となった。A区分になった41社で高評価を得たのは、他社の出荷停止、または出荷量の制限を行った医薬品に対して、自社品目の追加供給を実施した企業であった。

また、C区分で低評価を受けたのは、自社都合での出荷停止や、薬価の乖離率が大きかった企業であった。

さて、このA、B、C区分に分かれた評価結果をどのように薬価に反映させるのだろうか。現状では、後発医薬品は3価格帯に価格帯が集約されている。これに対して、A区分の企業の品目については別の価格帯を新設することで評価することになった。

また後発品の品目の絞り込みについては、現状では薬価新規収載時に10社以上が参入する品目については新薬の0・4掛けで薬価設定している。これを7社以上が参入する場合にまでにハードルを上げて、新規収載品の品目絞込を行うことになった。

さて産業構造検討会の中間とりまとめ以降の日程としては、2024年も残された以下のテーマを検討することとしている。オーソライズド・ジェネリック、サプライチェーンの強靭化、品質管理のあり方など。中でも品質管理の在り方を、十分時間をかけて検討する必要があるだろう。

産業構造検討会は以上の検討を通じて、安定供給等に資する堅牢な後発医薬品の製造体制と産業構造を再構築することを目指している。産業構造検討会の今後の議論の行方に注目してほしい。

〈参考文献〉

厚労省「医薬品の迅速・安定供給実現に向けた総合対策に関する有識者検討会」(2023年2月15日)
厚労省「後発医薬品の安定供給等の実現に向けた産業構造のあり方に関する検討会」(2023年7月31日、2023年10月11日)
厚労省「中医協薬価専門部会」(2023年11月17日)

コラム●バイオシミラー

バイオシミラーの普及の喫緊の課題は、バイオシミラーの国内における生産体制の整備だ。2011年２月、韓国のバイオシミラー事情を見学するために、韓国の仁川経済特区のバイオシミラーの開発を行う、セルトリオン社を訪れた。

広大な敷地にバイオシミラーを製造するバイオリアクターが立ち並び、９万リッターのバイオシミラーを製造していた。パイプラインも豊富で、ハーセプチン、リツキサン、アバスチンなどを製造し、最近ではコロナ治療薬も開発しているという。

セルトリオンの創業は2003年で、創業者の徐廷珍（ソ・ジョンジン）は、サムスン電子、韓国生産性本部、大宇グループなどで勤務した後、1997年の通貨危機の際に失職した。その後に、徐廷珍は全く異業種のバイオシミラー事業に乗り出す。セルトリオンは当初5人の同僚と、4万5千米ドルの資金を頼りにスタートしたが、現在は2,100人以上の従業員と90カ国以上における販売許可を擁した、売上高16億９千万米ドル超の大企業へと成長した。通貨危機を危機バネとして、異業種からの参入でのし上がった典型的な韓国の成長企業だ。

一方、日本を顧みるとバイオシミラーを生産する国内企業はわずかしかなく、そのほとんどを海外企業からの輸入に頼っている。なぜ日本はバイオ医薬品やバイオシミラーの産業転換に遅れを取ったのだろうか。

それは日本における1990年代の低分子の化学合成薬の大成功に原因がある。日本は、1990年代に生活習慣病薬を中心とした化学合成薬のゴールドラッシュを迎えた。今の国内製薬企業は、その時に大ヒット製品を繰り出して成長を遂げた企業ばかりだ。

しかし、「成功は失敗の母」、こうした大成功が2000年代のバイオ医薬品と、それに引き続くバイオシミラーの時代への乗り遅れにつながる。日本の医薬品企業は、いまだに過去の成長の残光にすがっていて、新たなバイオ医薬品やバイオシミラーへの業界転換が遅れたのだ。これは日本経済の失われた30年そのもののストーリーに他ならない。

では、日本ではバイオシミラーでも韓国や中国の後塵を拝するしかないのだろうか。いやそうではない。日本でも異業種からの業態転換で成功している例はある。ビール業から転換した協和発酵キリン、フィルムメーカーから転換した富士フイルムなどである。そして、2012年、富士フイルムと協和発酵キリンは、バイオシミラー医薬品の開発・製造・販売の合弁会社である、「協和キリン富士フイルムバイオロジクス株式会社」を設立した。こうした日本企業のチャレンジに期待したい。

第5章

日本から
薬の光を消さぬために

日本から薬の光が消えかかろうとしている。本項では光を消さぬための方策について見ていこう。まずは、これから市場成長が期待される、再生医療等製品について見ていこう。日本はバイオ医薬品やバイオシミラーの波に乗り遅れたが、次なる再生医療等製品については、日本は有利な立ち位置にある。しかし、この領域にもすでに欧米先進国の追い上げが激しい。そして再生医療等製品などの新たな医薬品が開発されても、そうした画期的新薬の薬価評価方法が20世紀の旧態依然としたままでは、到底、新薬を適切に評価することもできず、またその薬価維持を図ることもできない。新薬の新たな評価方法について見ていこう。

また、後発医薬品も消え去ろうとしている。次々と発覚する後発医薬品企業不祥事と、供給不安の解決の糸口はあるのか。その一つの解決策としての後発医薬品企業コンソーシアムの形成について見ていこう。

そして、日本の薬価制度を先進各国とそれと比較することで、次世代の薬価制度の在り方について見ていこう。

1 期待がかかる再生医療等製品の成功

再生医療あるいは再生・細胞医療・遺伝子治療とは、怪我や病気で失われた体の細胞や機能を回復する次世代の治療法である。これまで根治が難しかった疾患を治療しうる技術として、世界的に大きな期待が寄せられている。その市場も急速に拡大しており、特に、細胞医療・遺伝子治療の市場に関しては、2030年まで年率30％以上の成長率で拡大することが見込まれるなど、医療産業上の重要性も高い分野である。

また、日本ではこの分野ではｉＰＳ細胞でノーベル賞を受賞した、京都大学の中山伸弥教授の活躍により、他国よりアドバンテージを確保している領域でもある。

①再生医療等製品とは

２０１４年の薬機法の改正により、それまでの医薬品と医療機器の2つのカテゴリーしかなかった製品区分に「再生医療等製品」を新たに加えた。理由は、当時開発中の培養心筋シートが「医薬品」に、すでに承認されていた培養表皮や培養軟骨が「医療機器」に別々に分類されていたことからだ。医薬品でも医療機器でもない、「加工細胞製品」を収める新たなカテゴリーとして、「再生医療等製品」を設ける必要性に迫られた。

その後、このカテゴリーには、加工細胞製品に加えて、遺伝子を用いて疾患の治療や予防を行う製品も加えることになった。このため薬機法では再生医療等製品には、以下のような定義が用いられている。

「再生医療等製品とは細胞に培養その他の加工を施したもので、身体の構造または機能の再建、修復または形成を行うことで、疾病又は予防を行うもの、そして細胞の中にある遺伝子を補充あるいは調整して、病気の快復を目指すもの」としている。

このため定義の前半を「細胞加工製品」と、後半は「遺伝子治療用製品」と呼ぶようになった。以下に見ていこう。

（1）細胞加工製品

「細胞加工製品」は、薬機法施行令により、さらに以下の4つに分類されている。ヒト体細胞加工製品、ヒト体性幹細胞加工製品、ヒト胚性幹細胞加工製品、ヒト人工多能性幹細胞加工製品。

我々の体を形作っている細胞は37兆個と言われ、神経細胞や、筋肉細胞、血液細胞など、およそ270種類の組織細胞に分化している。また体内のそれぞれの組織中には、こうした分化した体細胞の基になる「体性幹細胞」も存在する。体細胞は体性幹細胞から作られ、新しい細胞が古い細胞に常に置き換わっていく。

ヒト体細胞加工製品やヒト体性幹細胞加工製品は、こうしたすでに分化した体細胞やその基となる体性幹細胞を加工して作られる製品である。体性幹細胞の中でよく使われる細胞としては、間葉系幹細胞が挙げられる。日本で承認されている再生医療等製品のうち、「テムセルHS注」と「ステミラック注」は、どちらもこの間葉系幹細胞を用いた製品だ。テムセルHS注は、ヒト同種骨髄由来間葉系幹細胞から作られて、急性移植片対宿主病（GVHD）の治療に用いられる。またステミラック注は、ヒト自己骨髄由来間葉系幹細胞から作られて、脊髄損傷に伴う神経症候、及び機能障害の改善に用いられる。この他にも、「ハートシート」は、骨格筋芽細胞という体性幹細胞を用いて、ハートシートを心臓表面に移植して重症心不全の治療に用いられる。一方、既に分化してしまった体細胞を用いた製品としては、表皮細胞を利用した「ジェイス」は広範囲熱傷の治療に、また軟骨細胞を利用した「ジャック」は外傷性軟骨欠損症に用いられる。

これに対して、ヒト胚性幹細胞加工製品では、さらに上流の未分化の胚性幹細胞（ES細胞）

を用いる。受精卵から細胞を取り出して、培養させたものがＥＳ細胞だ。ＥＳ細胞は、受精卵が持っている、全ての細胞に分化する能力を受け継いだ細胞だ。しかし、ＥＳ細胞を治療に利用するには、２つの問題点がある。

１つめは、そのまま育てば一人の人間へと成長する、「受精卵」を壊して細胞を取り出すという倫理的な問題点だ。

もう１つは、ＥＳ細胞は他人の細胞なので、患者に移植後、拒絶反応が起こってしまうという技術的な問題がある。このためＥＳ細胞の臨床応用は、なかなか進まないという状況が続いていた。

この状況を一変させたのが、京都大学の山中伸弥教授が開発したｉＰＳ細胞の登場だ。山中伸弥教授は、既に分化してしまった細胞でも、４つの遺伝子を細胞に導入することにより、受精卵と同じ状態、つまり全ての細胞に分化できる初期状態を獲得することを発見した。

そして、この初期化現象を利用して人工的に作った多能性幹細胞をｉＰＳ細胞（induced Pluripotent Stem Cells：人工多能性幹細胞）と名付けた。

ｉＰＳ細胞は、患者さん自身の皮膚細胞や血液細胞から作製することができる。つまり、受精卵を壊す必要も、拒絶反応が起こる心配もないので、ＥＳ細胞が持っていた２つの問題点を一挙に解決したわけだ。ｉＰＳ細胞の登場以来、ｉＰＳ細胞から分化させた細胞を様々な疾患の治療に利用しようという試みが次々と行われている。山中伸弥教授は、この功績が認められて２０１２年にノーベル生理・医学賞を受賞した。

２０１４年４月、ｉＰＳ細胞については、大阪大学大学院の研究グループは、ヒトのｉＰ

S細胞から角膜上皮を作製し、4例の角膜疾患患者に移植して再生する臨床研究を開始した。2019年7月に1例目の患者に移植を行い、続いて、2019年11月、2020年7月、12月に2、3、4例目の移植を行った。これまでに予定していた術後1年の経過観察を全例で完了した。いずれの症例においても拒絶反応や腫瘍形成といった重篤な有害事象は認めず、安全性を示す結果が得られた。そして、有効性を示す所見も得られている。

（2）遺伝子治療用製品

次に遺伝子治療用製品を見ていこう。具体的に「遺伝子治療」とは、どのようなものだろうか。厚生労働省の、「遺伝子治療等臨床研究に関する指針」では、遺伝子治療を「疾病の治療や予防を目的として、遺伝子又は遺伝子を導入した細胞を人の体内に投与すること」と定義している。つまり、遺伝子治療には「遺伝子を人の体内に投与する」方法と、「遺伝子を導入した細胞を人の体内に投与する」方法の2つがある。

このうち、「遺伝子を人の体内に投与する」方法とは、遺伝子をプラスミドやウイルスなどの運び屋（ベクター）を用いて、直接ヒトの体内に遺伝子を投与する方法である。これは、体内（in vivo）遺伝子治療と呼ばれている。

一方、「遺伝子を導入した細胞を人の体内に投与する」方法とは、細胞培養加工施設で遺伝子を導入した細胞を製造し、その細胞をヒトに投与する方法のことで、体外（ex vivo）遺伝子治療と呼んでいる。そして、薬機法上、「遺伝子治療用製品」とは、体内遺伝子治療を行う製品のみを指していて、体外遺伝子治療を行う製品は、「細胞加工製品」のほうに分類されて

遺伝子治療と細胞治療

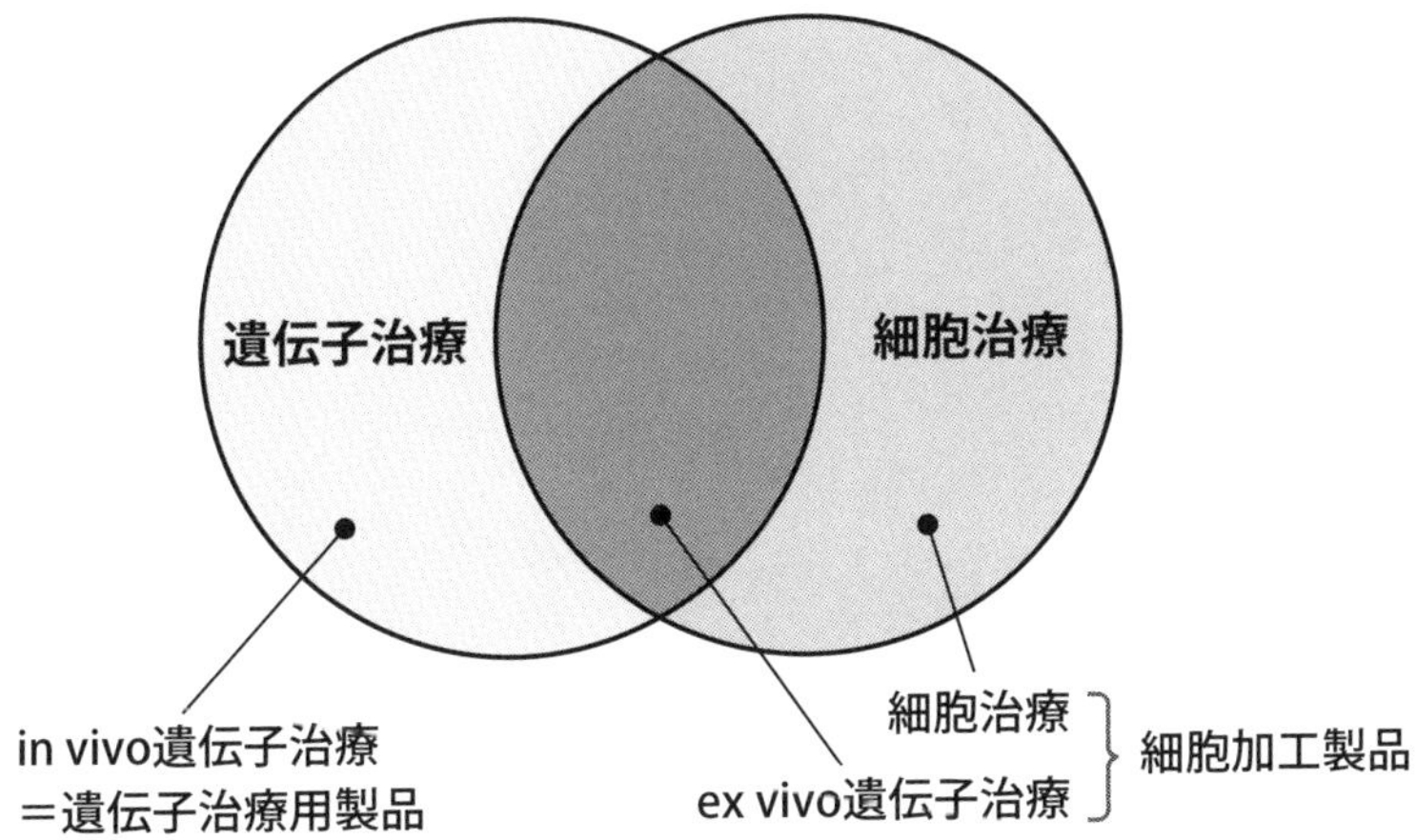

いる。遺伝子の導入という作業自体が「加工」に該当するので、遺伝子導入した細胞は、すなわち加工細胞ということだ。

つまり、製品の最終形態が「細胞」で、つまりヒトに「細胞」を投与するのであれば「細胞加工製品」、製品の最終形態が「遺伝子（ベクター）」で、ヒトに「遺伝子（ベクター）」を投与するのであれば「遺伝子治療用製品」に分類されることになる（上部の図参照）。

たとえば、がん治療に用いられるCAR-T細胞は、CAR遺伝子を導入したT細胞なので、「細胞加工製品」に分類される。現在、遺伝子治療用製品は、遺伝性疾患やがんなどの領域で盛んに開発されている。

さて遺伝性疾患とは、遺伝子の変異や染色体の異常により起こる病気のことだ。遺伝子治療は、遺伝性疾患のうち、特に「単一遺伝子疾患」に対する治療に用いられることが多い。「単一遺伝子疾患」とは、たった一つの遺伝子が働かなくなることで発症する病気だ。単一の遺伝子の機能不全が原因であるため、それを正常に機能する遺伝子に戻すことで根本から治療しようというのが、遺伝性疾患に対する遺伝子治療だ。

たとえば、遺伝子治療薬「ゾルゲンスマ」は、2019年5月、単一遺伝子疾患である「脊髄性筋萎縮症」に対する遺伝子治療薬で、米国で初めて承認された。

脊髄性筋萎縮症は、SMN1（survival motor neuron 1）遺伝子の異常により起こる病気だ。SMN1遺伝子の機能喪失により、運動ニューロンの細胞死が起こり、全身の筋力低下や筋萎縮が進行する。最終的には、生命活動に必要な筋肉の維持すらできなくなり、呼吸困難などにより死に至る重篤な病気だ。

そこで、脊髄性筋萎縮症の患者さんの運動ニューロンに、ウイルスベクターを用いて正常なSMN1遺伝子を導入することで、運動ニューロンの細胞死を防ぎ、病気を根治させようというのが、ゾルゲンスマの治療コンセプトだ。ゾルゲンスマの治療は、正常遺伝子を持ったウイルスベクターをたった一回、静脈投与するだけで終了する。

ゾルゲンスマは、人工呼吸器なしでは2歳以上生きられないと言われている脊髄性筋萎縮症に対し、生存期間の延長や運動機能の維持などの素晴らしい臨床効果を発揮した。中には立ったり歩いたりできるようになる患者もいた（N Engl J Med 2017; 377: 1713-1722）。

ゾルゲンスマは、その治療効果の高さと同時に212万5000ドル（約2億3000万円）という高薬価が問題となる。

しかし、このような重篤な遺伝性疾患の子供が人工呼吸器により治療を受けると、10年間の

わが国の再生医療等製品の売上

販売名	適応症	上市年	償還価格
ジェイス	広範囲熱傷の治療	2007	一連につき50枚を限度として算定 (参考)27枚 **8,618,000円**
ジャック	外傷性軟骨欠損症、離断性骨軟骨炎の臨床症状緩和	2012	1治療あたり **2,165,000円**
ハートシート	重症心不全の治療	2015	標準的使用方法(5枚) **15,030,000円**
テムセルHS注	急性移植片対宿主病(急性GVHD)の治療	2015	標準的使用方法(16バッグ) **14,156,272円**
ステミラック注	脊髄損傷に伴う神経症候及び機能障害の改善	2018	1回分 **15,234,750円**
キムリア	急性リンパ芽球性白血病等	2019	1治療 **34,113,655円**
コラテジェン	慢性動脈閉塞症における潰瘍の改善	2019	1治療分(2回投与) **1,222,956円**
ゾルゲンスマ	脊髄性筋萎縮症の治療	2020	1患者あたり **167,077,222円**
ネピック	角膜上皮幹細胞疲弊症の治療	2020	1患者あたり **9,750,000円**

●出典：医薬品産業ビジョン策定に向けた官民対話（2021年8月24日）、
資料3-5再生イノベーション（FIRM）提出資料をもとに作成

医療費は440万～570万ドルというデータもある。それに比べてゾルゲンスマ一回の投与で脊髄性筋萎縮症が根治するのであれば、費用対効果は高いとも言える。

別の例を見ていこう。がん領域の「遺伝子治療用製品」には、腫瘍溶解性ウイルスがある。腫瘍溶解性ウイルスは、正常細胞では増殖せず、がん細胞だけで増殖するように設計されたウイルスだ。がん細胞に感染した腫瘍溶解性ウイルスは、がん細胞内で増殖し、最終的にがん細胞を壊して飛び出す。飛び出した腫瘍溶解性ウイルスは、付近のがん細胞に感染し増殖し、そして細胞を壊して飛び出すというサイクルを繰り返す。これにより、腫瘍を溶解（縮小）することができる。

このように、再生医療等製品は、これまで対症療法しかなかった重篤な疾患を根治する可能性がある。2021年4月現在、わが国の再生医療等製品は9品目が上市されている。この9品目のリストを前頁の図に示す。これらの製品の償還価格は、ゾルゲンスマの1・6億円を筆頭にどれも高額だ。

②再生医療等製品の開発の現状と課題

さてこうした再生医療等製品の開発パイプラインを保有しているのは、ベンチャーや小規模製薬企業やアカデミアで、その割合が6～7割を占めている。

また京都大学の中村伸弥教授によって開発された、iPS細胞を利用した臨床試験については日本がトップを占めているが、世界各国も追い上げをかけている。またiPS細胞の特許出願状況をみると、米国がトップで日本は第2位につけている。同様にiPS細胞に関する論文数も米国がトップであり、日本が第2位だ。

再生医療等製品の特長として、製品を開発し患者に届けるまでに、アカデミアや多くの周辺産業との連携が必要だ。アカデミアやベンチャーにより再生医療等製品の基礎研究力からはじまり、細胞培養加工施設や製造機器を有する製薬企業、そして周辺の検査機器や検査試薬を開発する企業、さらには保管輸送などを行う物流機関により再生医療等製品が患者に届けられる。

こうした開発サイクルをとる再生医療等製品の国内開発や承認状況をみると、欧米ですでに承認されている再生医療等製品のうち50～60％は日本国内では開発されていない。国内で承認されている6品目のドラッグ・ラグは約1・3年で、ＰＭＤＡの公表値0・7年よりも長い。すでに再生医療等製品のドラッグ・ラグが始まっているのだ。

さらに再生医療等製品は、197頁の図表に見るように一般に高薬価である。しかし、我が国の再生医療等製品の薬価は欧米に比べて2分の1ほどで、日本の再生医療等製品の薬価は欧米に比べて低い。

また再生医療等製品と既存の医薬品を比べると、その研究、開発、製造、流通・市場において大きな違いがある（次頁の図表参照）。製造では、再生医療等製品は大量生産ができず、スケールメリットが低分子医薬品やバイオ医薬品に比べて出しにくい、そして再生医療等製品に携わる高度技術を持つ人材も少ない。また再生医療等製品は、多くの特許の組み合わせによりライセンス料が高い。その規制も、医薬品規制調和国際会議（ＩＣＨ）で全てカバーされておらず、また遺伝子組換え生物等を使用等する際の規制（カルタヘナ条約）の問題もある。輸送にも専用の輸送設備が必要であること、市場も希少疾患を含め比較的規模が小さい。さらに患

再生医療等製品と既存の医薬品との違い

項目		再生医療等製品	低分子医薬品・バイオ医薬品
研究・開発・製造	製造	・モダリティが多様で**専用設備**が必要 ・多くの周辺産業との連携が必要 ・**大量生産できず**スケールメリットが得難い	・設備を同じモダリティに流用可能 ・限られた特定の産業（化学・バイオ） ・**大量生産可能**で工業的
	品質	・細胞や遺伝子の均質化が困難	・均質化が容易
	人材	・高度技術を持つ人材が少なく、育成していく必要性が高い	・豊富
	特許	・多くの特許のライセンスの組み合わせ（ライセンス料が増加）	・物質特許で保護
	規制	**・ICHでカバーされない** ・**日本の規制**（生原基、カルタヘナ）が障壁	・ICHにより**国際的に調和**
流通・市場	輸送	・**専用の輸送**が必要	・**通常設備**で輸送可能
	患者規模	・**希少疾患**を含め比較的小さい ・自家細胞は**個別化医療**	・生活習慣病を含め比較的大きい
	医療機関	・専門施設に限定 **・医師の手技に依存する製品もある**	・広く使用

※注：バイオ医薬品などで生じる問題も一部含む

●出典：厚労省「医薬品の迅速・安定供給実現に向けた総合対策に関する有識者検討会」（2022年9月22日）再生イノベーションフォーラムからの提出資料より

者本人の自家細胞を使用する時は、究極の個別化医療となることである。

さらに、使用する再生医療製品等を使用する医療機関も、専門施設に限定されることなど多くの特殊性がある。

こうした課題のため、再生医療等製品を国内で開発し、市場を形成していくには数々の課題への対応が必要だ。まず、日本では再生医療等製品の開発をはじめとしたコスト構造が適切に評価されていないことで、薬価が諸外国よりも低く抑えられていることだ。このため再生医療等製品にふさわしい薬価算定方式が望まれる。

具体的には、薬価は高額でも根治性がある治療方法であれば、その医療費の削減効果や社会的価値に着目した価格算定の新たな方式で評価する必要があるだろう。また、既存治療に対する付加価値を上市後にも評価して反映できる仕組みも必要だ。つまり、再生医療等製品の価値や特徴、多様なイノベーションを評価できる新算定方式を開発して導入する必要がある。

さて、冒頭でも述べたように再生医療等製品の市場成長性は高い。特に細胞移植や遺伝子治用の国内市場規模は、２０２０年におよそ１７００億円から２２００億円に達していて、その年率の成長率は20～30％と高成長を遂げている。

再生医療等製品は、まさに黎明期にあり、これまでの治療法とは全く異なる治療法として、その開発に時間はかかるものの、今後の医療をけん引していく製品になるのは間違いない。

〈参考文献〉
厚労省「医薬品の迅速・安定供給実現に向けた総合対策に関する有識者検討会資料」（２０２２年9月29日）

2 新薬の価値〜第三の評価方式〜

薬価が1億円以上となる遺伝子治療薬ゾルゲンスマのような新薬が登場する時代だ。新薬の価値とは何か。価値をどのように測り、金銭換算したらよいのだろうか。こうした新薬の価値にまつわる課題を見ていこう。

①オプジーボ問題と薬価制度改革

新薬の薬価が年々高くなっている。たとえば、メラノーマ（黒皮腫）や肺がんに対するがん免疫治療薬のオプジーボは画期的な新薬だ。

オプジーボを開発した京都大の本庶佑特別教授は、後にノーベル医学・生理学賞の授与に輝く。しかし、２０１４年に薬事承認されたオプジーボの薬価は高額だった。オプジーボは、当初は市場規模が小さいメラノーマを適応として薬価が決まった。メラノーマの対象患者は、当時４７０人だった。このため1年間投与で1人当たり３５００万円の薬価で承認された。しかし、その後、市場規模のはるかに大きな非小細胞性肺がんに効能が追加された。非小細胞性肺がんの対象患者は5万人、メラノーマの１００倍になった。すると３５００万円×5万人でなんと1兆７５００億円にも上る。これを指摘したのが、日赤医療センターの國頭英夫医師で、「オプジーボ亡国論」として大きな話題となった。この他にも２０１５年に承認されたC型ウイルス性肝炎の夢の治療薬ソホスブビル（商品名ソバルテイ）も、投与期間12週で５４６万円もかかり注目を集める。

こうした画期的新薬の高額な薬価問題が、2016年の薬価の抜本改革につながる。薬価の抜本改革は、2016年12月、当時の塩崎恭久厚労相、麻生太郎財務相、石原伸晃経済再生担当相、菅義偉官房長官の4大臣の合意でスタートする。薬価の抜本改革のポイントは以下の3点よりなる。

1つは「年4回の薬価見直し」、2つめは「毎年薬価改定」、3つめは「費用対効果の導入」。またこうした薬価の抜本見直しに加え、既にあった市場拡大再算定や新薬創出加算などの要件を厳格化して、薬価を下方修正させるような仕組みとした。

こうした一連の仕組みにより、確かにオプジーボの薬価は当初100mg当たり73万円が17万円へと下落した。

こうした2016年から始まった薬価制度改革は、確かに薬価を下げることには成功した。薬価下落率を2016年前後で比較してみると、2016年の抜本改革前の2・4%から、改革後の5・0%と2倍も加速している。

②薬価1億円超の医薬品の出現

こうした中、スイスのノバルティスファーマが開発した遺伝子治療薬のゾルゲンスマに、2020年5月の中医協で1億6700万円という超高額な薬価が付いた。

いよいよ薬価1億円超の時代の始まりだ。ゾルゲンスマに比べれば、オプジーボの薬価はまだ安価にさえ見える。ゾルゲンスマは遺伝子治療薬である。ゾルゲンスマの適応は脊髄性筋萎縮症の患者さんだ。

脊髄性筋萎縮症とは、脊髄の運動ニューロンの病変によって起こる神経原性の筋萎縮症で、筋萎縮性側索硬化症（ＡＬＳ）と同じ種類の疾患だ。体幹や四肢の筋力低下、筋萎縮が進行し、子供で発症した場合はいずれは人工呼吸器が必要となると言われている。

ゾルゲンスマは、こうした脊髄性筋萎縮症を遺伝子レベルで治療し、根治させることができる。正常の遺伝子をたった一回、静脈投与することで治療は終了する。確かに薬価は1億6700万円と言っても、完全に治るので、人工呼吸器で10年間過ごすことを考えれば、その医療費と比べても費用対効果は良いと言われる。

別の例を見ていこう。

ＣＡＲ-Ｔ細胞療法は、通常の免疫機能だけでは完全に治癒させることが難しい、難治性のがんに対する治療法として開発された。患者さん自身のリンパ細胞であるＴ細胞を取り出し、そのＴ細胞を遺伝子技術を用いて、ＣＡＲ（キメラ抗原受容体）と呼ばれる特殊なたんぱく質を作り出すことができるように改変する。

ＣＡＲは、がん細胞などの表面に発現する特定の抗原を認識し、攻撃するように設計されている。このようにＣＡＲを作り出すことができるようになったＴ細胞を、ＣＡＲ-Ｔ細胞と呼ぶ。このＣＡＲ-Ｔ細胞を患者さんに投与することにより、難治性のがんを治療するのがＣＡＲ-Ｔ療法だ。しかし、その薬価は高い。２０１9年5月の中医協で、日本国内初のＣＡＲ-Ｔ細胞療法薬であるチサゲンレクル（商品名キムリア）には、３３４９万円の薬価がついた。

このように、遺伝子治療や細胞治療など再生医療等製品は、これまで対症療法しかなかった重篤な疾患を根治する可能性がある。こうした再生医療等製品や核酸医薬、抗体医薬などがオプジーボ以来、続々と上市している。

さて、こうした新薬の薬価はどういう仕組みで決まるのだろうか。

現状では第3章でも解説したが、類似薬効比較方式か原価計算方式で決まる。その実績は、類似薬効比較方式が約57%、原価計算方式が約26%を占めている。たとえば、ゾルゲンスマは類似薬効比較方式が用いられた。脊髄性筋萎縮症では、2019年7月にバイオジェン・ジャパンの「スピンラザ」（ヌシネルセンナトリウム）がすでに承認されており、ゾルゲンスマの薬価はスピンラザを比較薬とする類似薬効比較方式で算定された。

スピンラザは、核酸医薬で作用機序はゾルゲンスマとは異なるが、同じような有効性のある医薬品だ。しかし、スピランザはゾルゲンスマとは異なり1回で投与は完結せず、11回投与する必要がある。そしてその薬価は949万円だ。ということは949万円×11回、つまり1億439万円かかるということだ。

このスピランザの1億439万円をベースとして、ゾルゲンスマの薬価が決まった。スピランザの薬価に加えて、ゾルゲンスマは1回の投与で長期にわたる有効性、正常遺伝子を導入するという新規の作用機序を持つことなどが評価されて、以下のような加算が上乗せされた。

有用性加算Ⅰ（加算率50%）、先駆け審査指定制度加算（加算率10%）などの加算が加わり、結果としてスピンラザ11本分の価格に60%が上乗せされた。中医協の薬価算定組織は、当初、有用性加算Ⅰの加算率を40%としていたが、「画期的な有効性などをさらに評価すべき」

とのノバルティスファーマからの不服意見を受け、「原理的には根治の可能性がある、1回投与で患者負担が軽減される」などを追加で評価。加算率を50％に引き上げ、結果として1億6700万円という史上最高の薬価となった。

③新薬の価値とは何か　～ISPORの価値の12要素～

さて、このように新薬の価値は、臨床的な価値の他にイノベーションの価値、患者負担の軽減など様々な評価が加わる。

こうした新薬の価値評価は、ますます多面的になっている。価値評価は大きく分けると、医療的価値と社会的価値に分けられる。医療的価値は、医薬品の臨床的な有効性や生存年数などに加えて、QOL（生活の質）で調整した生存年や費用計算などの医療経済的な価値を意味する。一方、社会的価値とは、患者が回復することによる生産性の向上や、介護費用の減少などの価値に分けられる。現在ではようやく生活の質で調整した生存年（QALY）による評価がなされるようになってきたが、これからは、それに加えて社会的価値の評価を用いることが課題となるだろう。

すでに2019年には、医療経済的視点から、医薬品の価値を評価する仕組みとして、QALYを用いた費用対効果制度が導入された。これからは医薬品の持つ多様な価値を評価するには、さらに社会的側面といった、より多様な観点からの価値についても議論する必要がある。

こうした観点から、医薬品の多様な価値を構成する要素に関しては、すでに国内外で議論や検討がなされ、報告がなされている。たとえば、国際医薬経済・アウトカム研究学会（ＩＳＰＯＲ：International Society for Pharmacoeconomics and Outcomes Research）は、米国ニュージャージー州に本部事務局を置く、医薬経済学とアウトカム研究の啓発と普及を推進する国際組織だ。日本でもこのＩＳＰＯＲの日本部会は２００５年に設立されている。

このＩＳＰＯＲが２０１８年に提唱した「価値12要素」を見ていこう。12の要素は医療的視点の３要素と、社会的視点の９要素からなる。これら12要素が提示された理由は、医療における価値の視野を広げることと、従来の費用効果分析に加えて、もっと多くの価値の要素を組み込み、将来の医薬品の価値評価を示唆するものとなっている。

以下、価値12要素について見ていこう。

（1）医療的観点

まず医療的観点から見ていこう。医療的観点には３要素が含まれている。その中でも特に、「ＱＡＬＹ増加」および「費用」は、どのような状況下でも価値の構成要素として常に考慮されるべき基本的な要素である。そしてアドヒアランス改善因子を見ていこう。

・ＱＡＬＹ増分（QALYs gained）

ＱＡＬＹ（Quality-adjusted life years，質調整生存年）とは、生存年数を完全な健康状態を１として死亡を０とした時に、疾患を有する健康状態のＱＯＬの効用値を１点から０点の間で求め、その値で１年間の重みづけをした生存年のことだ。

健康状態を評価する上でのＱＯＬ評価の歴史は、１９４８年に開発されたカルノフスキーのPerformance Status（ＫＰＳ）から始まる。カルノフスキーは、がん患者の活動状態を正常１００とし、死を０としたパフォーマンススケールを開発する。このスケールは現在でも使われている。その後、ＱＯＬ評価が医療界で注目されたのは、米国では１９７０‐80年代で、当時のＦＤＡが、降圧剤などの循環器薬の評価にＱＯＬ評価を取り入れたことの影響が大きい。当時、米国では36項目からなるＳＦ36というＱＯＬ評価スコアが開発された。一方、１９９０年代のヨーロッパでは医療技術評価の一環として、オランダのロッテルダムに本部のあるユーロＱＯＬが開発した、ＥＱ５Ｄが用いられるようになる。ＥＱ５Ｄは、移動の程度、身の回りの管理、普段の活動、痛み・不快感、不安・ふさぎ込みなどの５分野で、５段階の評価方法を備えたＱＯＬ評価法だ。このＥＱ５Ｄの健康状態を、健康の効用値に転換して定めたＱＡＬＹが使用される。そして新薬で増えたＱＡＬＹ（ＱＡＬＹ増分）で、新薬の価値評価を行うことが広まる。

・費用（Net costs）

ここで費用というのは、保険者の立場から見た薬剤費や入院外来医療費などの公的医療費を指している。新薬の導入によって増えた薬剤費と、新薬により削減できるコスト（合併症による追加的医療費など）の差額で評価する。もっと単純に、新薬と既存薬の間の薬価の差分を用いることもある。たとえば、新薬Ａの薬価が１０００万円、既存薬Ｂの薬価が８００万円で、その差分は２００万円とする。そして前述のＱＡＬＹでは、新薬ＡのＱＡＬＹが１・６

年、既存薬BのQALYが1・2年とする。つまり、新薬のQALY増分は0・4年だ。この増分0・4年を、新薬Aと既存薬Bとの薬価差200万円で割ると、200万円÷0・4QALY年＝500万円／1QALYとなる。つまり、1QALY増分に、500万円の費用が掛かったことになる。これを増分費用効果比（ICER、アイサー）と呼ぶ。一般的に言ってICERが500万円以下であれば費用対効果あり、500万円以上であれば費用対効果が漸減、1000万円以上であれば費用対効果なしと評価される。

・アドヒアランス改善因子（Adherence-improving factors）

薬のアドヒアランスが向上すれば、短期的には「服用量が増える」ことで、薬剤コストは増える。しかし、長期的には治療効果の改善を通じて、QOLの改善や医療費削減も見込める。反対に服薬中断は、結果として医療費を押し上げる。

人口の高齢化とともに、最近では心不全が急速に増えている。まるで心不全パンデミックのようだ。外来で息切れと両下肢浮腫、体重増加で受診する患者さんが増えている。しばしば入院治療が必要なこともある。こうした心不全の急性増悪は、感染症や不十分な水分塩分管理が原因となることもあるが、一番多いのは服薬中断だ。このため服薬アドヒアランスが重要だ。このアドヒアランスが向上すれば、不要な入院や救急外来への受診を抑えることができる。服薬アドヒアランスを改善することが、心不全による再入院を抑えて医療費の節約につながる。アドヒアランスによる改善効果は、救急外来や入院の減少により評価される。

（2）社会的観点

次に社会的観点を見ていこう。社会的観点には9要素が含まれている。

・労働生産性（Productivity）

疾患によって体調不良等が生じ、遅刻や早退による労働時間の減少、労働時間中の集中力低下や仕事中断、あるいは欠勤・休業などの状況が生じる。疾患による生産性の低下に関する例として、米国の片頭痛患者の約5割で生産性が50％低下していたと報告もある。疾患の治療は、労働生産性の改善を通して、社会全体での経済的損失の回避にもつながる。

この労働生産性の低下は、疾病のために休職・休業するアブセンティズムと、体調不良のまま就業し続けるプレゼンティズムの2つに分けられる。一般的に労働生産性を評価する際は調査票によって、このアブセンティズムに関する調査が行われる。

労働生産性を評価するためのツールは様々なものが開発されているが、代表的なものの1つとしてはWPAI（Work Productivity and Activity Impairment Questionnaire）がある。WPAIは、仕事の生産性及び活動障害に関する質問票であり、過去7日間においてどの程度仕事の時間と生産性が損なわれたかを評価することができる。そして、障害・損失時間をもとに、労働／勉学時間損失率（アブセンティズム）、労働／勉学障害率（プレゼンティズム）、上記2つを合わせたもの、日常活動性障害率として定量化される。

こうした労働生産性の臨床試験への活用例としては、関節リウマチ薬では、比較対照群と比べて「生産性が50％以上低下した日を年間29日減少させた」、過敏性腸症候群の治療薬では、比較対照群と比べて「労働生産性の低下を6・3%減少させた」などの例がある。このように対象となる患者が働く世代である場合、治療薬により医療費が上昇しても、その多くが生産性向上によって補填されることが示唆される。

・不確実性の低下（Reduction in uncertainty）

不確実性の低下とは、薬物治療が効きやすい人と効きにくい人、副作用が起こりやすい人と起こりにくい人とを、あらかじめゲノム解析などで切り分けられれば、費用対効果は改善することを指す。たとえば、イレッサは、当初、全ての手術不能非小細胞肺がんを対象に、保険適用が承認された。しかし、その後、ＥＧＦＲ遺伝子の異常がある、非小細胞肺がんのみに有効であることが証明された。このようにゲノム解析によって治療が個別化し、その治療成績が向上し、同時に医療費の節減につながることが分かってきた。海外では、こうしたゲノム診断の費用対効果のシミュレーション研究の報告もある。

・感染の恐怖（Fear of contagion）

予防接種の接種率が上がると、接触者以外の発症も減少するという集団免疫効果が上がることが知られている。さらに集団免疫のみならず、パンデミック時などに感染症そのものへの恐怖が緩和する効果も生まれる。これまで感染の恐怖についてはあまり定量的な研究が行われてこなかったが、コロナのパンデミックでこの分野の定量研究が進んだ。感染症関連の薬剤の評価に当たっては、今後の大きなテーマとなりうる。

・保険上の価値（Insurance value）

保険上の価値とは、新たな治療が疾患の健康状態を改善することで、疾患を恐れずにすむ「身体的防御」と、より広範な疾患の治療費を軽減できるという「財政リスク防護」からなる。海外文献では、従来の医療技術の価値のうち、約40〜60％が保険上の価値が占めるという報告もある。

・疾病の重症度（Severity of disease）

同じ1増分QALYを得られる治療でも、より重篤な患者への治療や、終末期の患者への治療は、それ以外の治療よりも高い価値があるとする考え方である。たとえば、英国NICEにおいては、終末期特例や希少疾患などの基準を満たす重症度の高い疾患において、QOLスコアの調整やICER閾値の引き上げなどの配慮が行われている。

また疾病別にQALYを求めたり、また疾病別のDALY（障害調整生存年）を活用できる可能性もある。DALYとは、疾病別に7段階の障害指標を用い、疾病により失われた生存年と障害と共に生きる生存年を合わせた生存年数のことである。DALYは、疾病負担とも呼ばれ、主に世界銀行などが資源投資のための優先順位決定に用いている。

・希望の価値（Value of hope）

たとえわずかな可能性であっても、治癒など大きな改善が見込める治療には、期待値では評価できない価値があるという考え方だ。海外文献では、がんになった場合、4分の3の患者が追加コストの支払いを受容し、1年延命当たり約35、000ドルを支払うという推計もある。

・現実の選択による価値（Real option value）

ある治療によって余命を伸ばすことができれば、「生きている間」にさらに革新的な治療が開発される可能性が上昇するという考え方だ。海外文献では、慢性骨髄性白血病でのリアルオプションを金銭的価値で示した報告がある。

・公平性（Equity）

貧富にかかわらず、一定水準の医療を受ける権利は保護されるべきである。日本では、薬事承認がそのまま保険償還につながるので、すでにこうした公平性は担保されているという見方もできる。しかし、英国をはじめ諸外国では、薬事承認がそのまま保険償還を意味するわけではない。医療技術評価などで保険償還の可否が判断され、薬価収載されても保険償還されない医薬品も多い。また、英国では、発症頻度に人種差のある希少疾患に対する移植術については、人種的に不公平な状況があることが確認されている。

・科学の普及（Scientific spillovers）

革新的な治療薬が開発されることは、次世代のさらなるイノベーションにもつながる。ただ現時点では、この項目に該当する事例、研究等は確認できていないという。

以上のように医薬品の価値は、単に医療的、臨床的な価値以外にも社会的に様々な価値を有する。新薬の評価には、こうした多面的な価値のそれぞれについて定量的、半定量的な価値評価を行うことで価値の見える化を進めていくことが必要だ。

④第3の新薬算定方式

さて、こうした新しい価値基準の国内での検討状況を見ていこう。

有識者検討会でも、これまでの類似薬効比較方式や原価方式に対して、第3の新薬の算定方式が議論されている。有識者検討会で、一般社団法人医療・医薬総合研究所、くすり未来塾の武田俊彦氏は、「企業届出価格承認制度」を提唱した。

「遺伝子治療や細胞医療とか対象患者がごく限定される治療法が主流になってきた時に、今の類似薬効比較方式が適当なのかどうか？　同じ薬で効き方も同じだから、同じ値段だということで本当に開発が進むのかどうか？」という疑念を呈している。

また、原価計算方式についても、「デジタルのように製造コストがないものを、原価計算方式を適用して算定すると言っていいのかどうか？　こういうことはむしろ治療効果で測ったり、開発コストを反映させたりということが必要なのではないか？」、このために「こうした新たな価値評価をもとに、企業が自ら新薬の薬価の届出価格を提示してはどうか？」と提案している。

似たような意見として、有識者検討会では、新時代戦略研究所（ＩＮＥＳ）は、類似薬がない場合、製薬企業が新薬の価値を反映できる方法で薬価を算定し、それを当局に提出する。価値の評価としては医療費削減効果、介護費削減効果、生産性改善効果、ＱＯＬによる費用対効果などの定量的価値、そして臨床的価値、アンメットニーズ、イノベーションなどの定性的価値を含めて申請を行う。

デロイト・トーマツ・コンサルティング合同会社も同様に、こうした価値報告書を当局に提出し、当局がこれをPMDAのような第三者機関で科学的妥当性を評価の上、中医協の薬価専門組織で検討することを提案している。そして、薬価収載後に、さらなるエビデンスを収集し、それに基づき加算、変更なし、減算などを追加的に行うとしている。

一方、有識者検討会では、こうした新たな評価指標について、その実効性について疑問視する意見も出されている。たとえば、北里大学の成川衛構成員は以下のように述べている。

「薬の持つ様々な価値を価格に反映すべきというのは私も同感だ。いろんな方法を考えていきたいと思っている。しかし、たとえ価値を測れたとしても、測った価値を金銭にどう換算するかというのは、そう容易ではない。しかも、（企業届け出価格のように）企業に（価値の）立証責任を負わせるとなると、一体どうしたらいいのだろう？　ある薬が出て、医療費とか介護費が下がるとか、あるいは労働生産性が上がるとかというのはとてもよいことで、それを価格に反映したいという気持ちはある。しかし、実際にそのような評価が決まるのは、薬が世に出てからだいぶたった後の話であって、それを最初の値づけでやろうと思うと、恐らくモデルに基づいたシミュレーションをするとか、それぐらいしか想定できないのではないか？」と述べ、新たな価値評価の実効性の課題を述べている。

このように第3の医薬品評価の方法は、これからの話ではある。しかし、少なくとも原価計算方式は海外でも用いられておらず、そろそろ廃止する時期だろう。

〈参考文献〉
中野陽介ら「医薬品の社会的価値の多面性」（日本製薬工業会医薬産業政策研究所　Research Paper Series No.76
２０２１年３月）

3 ジェネリック医薬品企業コンソーシアム

後発医薬品産業構造検討会では、現状の後発医薬品企業の品質不祥事と、それに起因する供給不安についての解決策についても議論がなされた。

その1つがコンソーシアム（協業体制）の形成を通じた、後発医薬品企業の企業再編である。以下、検討会の構成員であるネクスレッジ株式会社の、安本篤史氏の発表資料から見ていこう。

ネクスレッジ社は、医薬品の生産施設づくりや設備機器から製造プロセス、運用立ち上げや、ＧＭＰ対応、薬事申請等を支援する企業である。

①現状の後発医薬品企業の課題

安本氏によれば、現状の問題を抱えた後発医薬品企業において査察を行うと、先発企業では見られない重度の不備や中程度の不備が数多く認められたという。重度、中程度の不備とは、ＧＭＰ規制やガイドラインから顕著に乖離し、製品に重大な影響を及ぼす状態にあり、直ちに措置を行わなければならない状態のことを指す。正常の製薬企業では、重度の不備はゼロ個、中程度の不備は5個以下である。

しかし、行政処分により多数品目が供給停止となったある企業では、重度の不備が16個、中程度の不備が124個にも達したという。

こうした後発医薬品企業で品質、製造トラブルが発生する原因には、「人材の質・量」、「機械設備の損傷・老朽化」、「品質試験の不成立と監査体制の不足」、「環境・規制」の4点が挙げられるという。まず、人材の問題としては、後発品企業では販売利益が低いため給与水準が低く、良い人材を集められない、また教育できる人材もいない。

結果として職員が定着せず、勤務年数の少ない経験不足の人材によってオペレーションが行われている。

機械設備の点でも、機械設備のメンテナンス不足が目立つ。理由は、設備メンテナンスに対する知識不足、教育不足、人材不足、設備への投資資金の不足、オペレーターの経験不足による設備劣化促進などにより、設備不良が生じているという。

社内の品質試験においても、規格値からの逸脱が多発している。理由は、試験操作の経験不足・知識不足、教育人材の不足による。当局の監査も入るが、調査頻度が5年に1度で、監査項目が限定的で、指摘される事象も限定的である。また、設備機器の状況の査察が不十分で、設備機器の不良が見過ごされている。

社内の自己点検についても、自己点検を行える有識者や経験者が社内にいない、経験不足から自己点検でも不適格部分を発見できずにいる。

後発医薬品企業をとりまく環境や規制については、需要拡大に伴う急激な生産増により、急な企業合併や施設増築により、増産体制に企業内の組織体制が追い付かず、品質管理体制、製造管理体制が疎かになっている。

また、経験豊富な人材のいる先発企業では遵守できている、GMP省令の要求水準に対しても、後発医薬品企業では人材不足や能力不足でキャッチアップできない。そもそも後発医薬品の薬価が低いため販売利益が低く、薄利多売に陥っていて、生産優先、出荷優先で品質後回しの体制が定着したとしている。

②コンソーシアム（協業体制）を通じた後発医薬品企業の再編

以上のような状況を打破するには、コンソーシアムを形成して、企業間の協業体制を敷くことが必要だ。現在の後発医薬品企業は、190社、大手3社、中堅10社とその他の小規模企業よりなる。これを不適格企業の撤退後、残る中堅、小規模企業がコンソーシアム体制を敷き、10～15のコンソーシアムに集約、淘汰してはどうかというのが安本氏の提案だ。

では、「コンソーシアム（Consortium）」とは何かについて見ていこう。コンソーシアムという用語は、もともと「共通の目的を持ち、協力し合う仲間」という意味だ。ビジネス用語としての「コンソーシアム」は、共通の目標のために企業や組織が作る共同体を指す。

近年、国内外の様々な企業・組織がコンソーシアムを構築し、ビジネスに取り組むケースも多くなっている。つまり、コンソーシアムとは、「共通の目的を持つ複数の企業や組織が協力するために結成する共同体」と言える。

コンソーシアムと混同しやすい用語の1つに、「ジョイントベンチャー」がある。ジョイントベンチャーとは、複数の企業が共同出資を行って設立した新しい会社で、合弁会社とも呼ばれている。コンソーシアムとジョイントベンチャーの違いは、「利益を目的として会社を合弁するかどうか」という点だ。ジョイントベンチャーは、利益の獲得を目的として会社を合弁し、共同経営を行う。

一方、コンソーシアムは、同じ目的のために協力する仲間という意味合いが強く、会社合併を伴わない協力体制を指す。また「アライアンス（alliance）」も、コンソーシアムと似た意味合いを持つ用語だ。アライアンスは、利害が一致する企業が独立性を保ったまま業務提携をする体制になる。コンソーシアムでは、ライバルとなる企業と連携する場合もある。一方、アライアンスは、利害が一致する企業同士で協力する点が異なる。

事業共同体とも言えるコンソーシアムは、基本的に企業間の契約によって運営される。その形成のプロセスは以下だ。まずコンソーシアムの目的を明確化する。まずは自社が成し遂げたい目的を明確化する。そしてコンソーシアムを組む候補組織の選定・交渉に入る。

次に、目的達成のために協力体制を構築する組織をリストアップする。自社にないノウハウや実績、知名度を持っている組織を選定し、交渉する。コンソーシアムの参加企業や組織が決定したら、契約締結に入る。コンソーシアム設立のためには、コンソーシアム協定書の提出が求められる。

さて、コンソーシアムのメリット・デメリットはなんだろう？　共通した目的のために複数企業や組織が協力するコンソーシアムでは、1つの企業や組織で目的に向かって活動するだけでは得られないメリットが生まれる。

コンソーシアム結成の主なメリットとしては、技術やノウハウの共有、品質の向上、生産余力の向上、コスト削減の4つが挙げられる。

企業がコンソーシアムの構築により、各企業が持つ技術やノウハウを共有し、事業に活用できる。また、複数企業の強みを組み合わせると、生産効率の向上と品質向上により高いアウトプットを出すことができるようになる。また、技術や人材の共有による効率化や、コストの削減ができることもコンソーシアムのメリットだ。

一方、コンソーシアムのデメリットもある。主なデメリットは以下の2つだ。まず、複数企業や組織の方向性を一つにする意思決定までに時間がかかることだ。コンソーシアムを組むと、意思決定のために複数の企業の意見を取り入れる必要がある。

このため利害調整に時間がかかり、スピーディーな対応がしづらくなる点は、大きなデメリットと言える。

もう1つのデメリットは、リスクや利益の配分が難しいことだ。コンソーシアムの参加企業の立場は、基本は対等だ。また、多くの企業が参加している場合、各企業の特性を考慮した利益やリスクをどのように分配するのかの調整が難しい。

ただこうしたデメリットを乗り越えてコンソーシアムを構築できれば、目的を共にする企業との協力で、一企業の活動では成し遂げられないビジネスモデルの達成が可能となる。次に後発医薬品企業のコンソーシアムの在り方について見ていこう。

③後発医薬品企業のコンソーシアム

実は、後発医薬品企業、特に中小の後発医薬品企業は、もともと共同開発や委受託関係の経験があることから、こうした企業コンソーシアムには向いている。

後発医薬品企業の大手では、原薬調達、開発、製造、販売までを一気通貫で行うところもあるが、多くの中小企業では、原薬調達、開発は社外の共同開発元に委託して、製造、販売のみを行うところ、さらに開発、製造も行わず、製造所を持たずにファブレスで販売のみを行う企業もある。

実際に、後発医薬品企業において、他社への製造委託がある企業数は全体の75%に達している。そのうち、他社への製造委託割合が90%以上の企業が、全体の約37%もある。また他社からの製造受託を受け入れている企業数は、全体の42%もある。そして、自社に製造設備がある企業数は、全体の75%である。

このように後発医薬品企業では、もともと共同開発や生産委受託の企業間の契約関係から成り立っている。こうした後発医薬品企業の業態エコシステムの基盤は、コンソーシアムの形成に適合しているという見方もある。

そして、これらに加えて以下の機能を付加すれば、より効率的で品質の高い製品生産体制を有するコンソーシアムの形成が可能となるだろう。

具体的には、品目の統合、品質保証管理の共同化、非常時の予備生産能力の確保、行政との連携。

(1) 品目の統合

後発医薬品企業では、多くの企業が同成分の後発医薬品を製造している。そして、その製造所も分散している。たとえば、降圧剤のアムロジピンでは、なんと25社が製造している。このように多数の企業が製造を行うことで、大手企業以外の各社でのアムロジピンのシェア率はおのずと低くなる。実際に、アムロジピンでは全体の10％以上のシェア率を示すのは3社で、1％未満のシェアが8社もある。

また、アムロジピンの製造拠点は13社に及んでいた。このように、同一成分が様々な企業で分散して作られている。

これを後発品全体で同成分同規格のシェア率を調べたところ、1％未満のシェア率を示す品目が全体の26％も占めていた。こうしたシェア率の低い品目を維持することは困難だ。このため薬価削除するか、コンソーシアム内でシェア率の高い企業に品目統合してその生産効率のアップを図るべきだ。ただ、製造ラインの集約や統合には、薬事承認手続きが必要で、時間もかかる。このため薬事の見直しや合理化による期間短縮も同時に必要だ。

(2) 品質保証管理の共同化

製造所が分散していると、製造所ごとの品質保証体制にもムラが出る。このためコンソーシアムの中に、共同品質保証管理部門であるセントラル品質保証管理部門を設けて、高い水準の品質保証管理システムも集約化する、または共同で設置する。

これにより出荷時試験の徹底や、逸脱品の発生率低減に寄与する。また、品質保証管理部門のＱＡ（品質保証）／ＱＣ（品質管理）の人材の分散のムダを省き、ノウハウの蓄積を行うことで効率的運用と質向上を図る。

今回の後発医薬品企業の企業不祥事は、全てこの品質管理部門の製造承認書どおりに製品の製造管理や品質管理が実施されていなかったことにより起きた。品質保証の企業文化以前に、その体制が整っていなかったことに起因する。

このためコンソーシアム内での品質基準や製造手順書の統一、人材教育や現地指導を通じた品質文化をコンソーシアム内で共有する。また、逸脱処理等の情報を共有し、ノウハウをコンソーシアム内で蓄積する。こうした、品質報酬体制の集約化、共同化がコンソーシアム体制のキモであるべきだ。

（3）非常時の予備生産能力の確保

今回の後発医薬品企業の不祥事が起きた以降、それ以外の他社で出荷調整が起きた原因は、後発医薬品企業の平時からの生産体制の余力のなさにある。このためコンソーシアムでは、品目統合等により生産余力を確保し、非常時にコンソーシアムとして増産体制を組めるような体制を、あらかじめ確保しておく必要がある。これには、原薬調達や原薬備蓄の共同調達・備蓄体制を、コンソーシアムの内部でも平時から整えておく必要がある。

（4）行政との連携、資金調達

こうしたコンソーシアムの形成には、行政との連携が不可欠だ。特に、独禁法との関連に配慮が必要だ。コンソーシアム立ち上げの段階から、行政からのアドバイスが必要だろう。

また、老朽化した製造ラインの増強や管理費用に対する、補助金等による支援も必要だ。そして品目統合の円滑化のための薬事承認の迅速化、またコンソーシアムの立ち上げにより効率化、品質向上を果たせた場合の薬価による評価等が必要だ。こうしたコンソーシアム形成には、かなりの資金が必要だ。このための資金を市中から集めるための、金融機関の関与や、投資ファンドの関与が必要だ。

④検討会構成員からの意見

2023年12月25日の後発医薬品産業構造検討会の構成員からは、コンソーシアムについて以下のような意見が出た。「製造で協業（コンソーシアム）を始めるのは難しい。人手の足りないQCから始めるといったこともよいのではないか」、「システム面の一体化も1つの方法ではないか」などの意見が出た。

こうしたコンソーシアムの形成に要する期間としては、「品質管理のための人材育成などに要する期間や、後発品企業の経営体力を考えると5年程度が妥当ではないか」、「供給不安を解決すべき期間を考えても5年程度が妥当ではないか」などの声があがった。

また、「政府による金銭的な補助だけでは対応が難しい。金融機関によるファンドなど、第三者による協力も必要ではないか。そのためには、業界としての魅力度を上げていく必要がある。そのために、政府がビジョンや作業の方向性を示せば、金融機関側も安心するのではないか」などの意見もあがった。

後発医薬品の供給の不安は、2021年からすでに3年が過ぎている。こうした状況を一刻も早く解消するためには、後発医薬品の産業構造の再編が待ったなしだ。コンソーシアムを通じて、品質管理、製造管理の革新を通じた業界再編を行うことが喫緊の課題だ。まず2024年度から5年をかけて、2029年度を目標とした業界再編のロードマップを作成してはどうか。

〈参考文献〉
厚労省「後発医薬品の安定供給等の実現に向けた産業構造の在り方に関する検討会資料より」(2023年12月25日)

4 世界から学ぶ新たな薬価制度

本項では、日本の薬価制度の米欧先進国の中での立ち位置を振り返ってみよう。日本は公定薬価制を取る国であるが、実は米欧では自由薬価制や条件付き自由薬価制の国のほうが多い。自由薬価制と公定薬価制、および薬剤の価格に関連する諸制度について以下に見ていこう。自由薬価制、費用対効果、入院における包括支払い制、外来における完全医薬分業制、フォーミュラリー、参照価格制、薬局におけるクローバック・公定マージン制、薬剤予算制、スイッチOTC、成功報酬型償還制度など。

①自由薬価制

米欧先進国を見ると、自由薬価制を取る国のほうが多い。

たとえば、米国では医療用医薬品は自由価格制で、製薬企業が自由に価格設定や変更を行う。そして、医薬品の販売価格は、保険者と製薬企業の間の交渉で決まる。米国の保険者は、公的保険であるメディケア、メディケイドと民間保険からなる。メディケアは、65歳以上の高齢者、身体障害を持つ人、および透析や移植を必要とする重度の腎臓障害を持つ人を対象とした連邦政府が運営する制度だ。メディケイドは、低所得者を対象に、州政府と連邦政府によって運営される制度である。

メディケアのパートAは入院薬剤、パートBは外来注射薬、調剤料、一部高額薬剤、パートCはパートA、Bの内容を民間保険に適応するもの、パートDは外来処方薬剤で民間保険に適応するものである。民間保険はメディケアやメディケイドのような公的保険に準じる保険スキームの部分もあるが、その薬剤の購入価格は民間保険者により異なる。そして、その保険給付には、民間の薬剤給付管理会社であるPBM（Phamacy Benefit Managemet）会社が係わっている。PBM会社は保険者と製薬企業、医療機関の間に立って価格交渉を行ったり保険給付の代行実務を担っている。

そして、先述のように医療用医薬品の価格は先発品、後発品を問わず自由価格である。このため価格は市場原理で変動し、供給量が多く競合品が多い医薬品は安くなり、供給量も少なく競合品が少ない医薬品は高くなる。このため、米国では医薬品の価格は保険者、製薬企業、購入する医療機関、地域ごとにまちまちだ。さらに、後発医薬品でも競合する先発品の供給がなくなると、一挙に後発品が市場を独占して価格が高騰するようなことが起きる。

英国では、医療用医薬品についても製薬企業団体と保健省の協定の範囲の中ではあるが、製薬企業は薬価を自由に設定することができる。そして、先発品の場合は、その価格を5年ごとに製薬企業と保健省との協定で見直しを行う。ただし、後述するように製品の売り上げが許容成長率を超えた場合、その差に基づく費用を製薬企業が政府に返納する。一方、後発品については、製薬企業が価格を設定するが、その後、保健省がその実勢価格に基づいて3か月ごとに薬価改定を行う。

ドイツでも、製薬企業が地域の保険者との交渉で、医薬品の仮償還価格を自由に設定する。先発品については、上市後1年後に早期有用性の評価を行い、本償還価格を決定するという2段階方式を取っている。後発品については年に一度の改定を行う。

フランスでは、先発品については、保健省と製薬企業の交渉により医薬品の価格が設定され、償還価格が決められる。ただし、英国、ドイツ、イタリア等の欧州主要国の価格を超えないように調整される。そして、随時薬価が改定される。後発品については、新薬の特許が切れた時点で後発品は先発品の6割の薬価からスタートする。フランスのこの薬価制度は、日本の公定薬価制度に近い。

ところで、わが国では、一般用医薬品は自由薬価だが、医療用医薬品については全国一律の公定の薬価を定めていて、各保険者が保険償還価格としている。

この公定薬価制度により、日本では医療用医薬品については価格統制することができる。これにより、日本の薬価は患者負担についてはきわめて公平であり、さらに最近の薬価抑制策によりその薬価は米欧に比べて低い伸び率と低い価格に抑えられている。日本の特徴は、先進各国と比べて、新薬の価格設定の自由度が低いことだ。これをせめてドイツ並みに、新薬の新規収載時には製薬企業が自由に薬価を設定し、市販後にその有用性に応じた再評価を行って公定薬価を定めるような2段階方式にしてはどうか。

②薬品の費用対効果評価

医薬品を保険償還するかどうかについても、各国で違いがある。日本では新薬の安全性や有効性について臨床試験を行い、その結果が認められて薬事承認が行われれば、100%保険償還され薬価収載がされる。その点では医薬品への保険アクセスが良い国だ。

一方、ヨーロッパではそう簡単には保険償還の対象とはならない国もある。英国をはじめヨーロッパの多くの国では、薬事承認をされても、QALYによる費用対効果などの医療経済評価のカベが立ちはだかる。

新薬の費用対効果が既存薬に対して悪ければ、薬事承認されていても保険償還の対象にはならないことも多い。

たとえば、英国では、アルツハイマー病に対するドネペジルなどは、当初はその費用対効果が悪いことから保険償還されなかった。また、費用対効果により償還の範囲を狭めたり、また新薬や既存薬の薬価の調整を、費用対効果を用いて行ったりしている。日本では、費用対効果の評価で既収載品の薬価調整は行われるが、新規収載品の保険償還の可否を決めることはない。

日本のように、薬事承認すなわち保険収載されるという国は珍しい。保険収載のハードルを上げて薬事承認はされているが、保険収載はされていないという医薬品カテゴリーがあっても良いのではないか。こうした医薬品を患者が望む場合は、保険外の選定療養のような、自己負担方式にしてはどうか。そして、その負担は民間保険によりカバーしてはどうか。

③医療における包括支払い制

米欧では、病院における入院医療においては、疾病群別の包括支払い制度が普及している。入院医療で使用する医療用医薬品は、この包括支払い額の中に含まれている。言い換えると疾病群別の包括払いによる保健償還であるので、個別の薬剤費としての償還制度がなくてもよいという制度となっている。

たとえば、米国では入院がDRG／PPSの疾病群別の包括払いである。疾病群別包括支払いとは、臨床像や薬剤を含む費用構造がよく似ている疾病群に対して、一定額の包括料金を支払うという仕組みだ。

この疾病群別支払い方式では、ほとんどの医薬品が包括対象となっている。この疾病群別の包括支払い制度は、英国、ドイツ、フランスでも採用されている。日本でもDPC／PDPSとして疾病群別包括支払い制は採用されてはいる。

しかし、日本のDPC／PDPS制度では、包括制度と出来高払い制度のミックスである。このため、医薬品も包括に含まれるものと、出来高の範囲に含まれる場合がある。特に外来における医薬品費は出来高が多い。出来高払いでは、医薬品については公定薬価に基づいて保険償還がなされる。このため、公定薬価と医療機関の購入価の差益が生じる。このため入院医療でも外来医療でも薬価差を追及する医療経営が蔓延している。

こうしたことから、日本でも包括支払い制度の範囲を入院、外来ともに広げるべきだ。そして、その包括支払い制度に含まれる医薬品の範囲をさらに拡大すべきだ。

④外来医療における完全医薬分業

また、欧米では、外来医療では完全医薬分業が主流となっている。このため診療所の医師は処方を書くのみで、医薬品の調剤をすることはない。調剤はもっぱら地域の薬局が行う。

この完全医薬分業は、ヨーロッパでは800年の長い歴史がある。その発端は、神聖ローマ帝国のフリードリヒⅡ世（1194〜1250年）が毒殺を怖れて、主治医の処方した薬を薬剤師にチェックさせたのが始まりだ。フリードリッヒⅡ世は、1240年に薬剤師大憲章を定め、薬剤師が調剤することを勧め、医師が薬局を持つことを禁じた。これが医薬分業と薬剤師制度のルーツだ。

日本でも、1874（明治7）年に制定された「医制」は、完全医薬分業を以下のように謳っている。「医師タル者ハ自ラ薬ヲ鬻（ヒサ）クコトヲ禁ス。医師ハ処方書ヲ病家ニ附与シ相当ノ診察料ヲ受クベシ。」

しかし、現状では医薬分業率は75％で、一部の日本の診療所では依然として医薬品を在庫して調剤している。このため、診療所は薬価差益を追求しそれを経営原資としている。わが国でも明治のころの「医制」の精神に立ち返って完全医薬分業となれば、診療所で調剤することがなくなり、診療所が薬価差益を追求することもなくなるだろう。

⑤フォーミュラリー制

米英では、診療所の外来で、は医薬品は保険者が定める推奨医薬品リスト（フォーミュラリー）を使用することで、医師の処方行動の適正化を行っている。

フォーミュラリーとは、医薬品をその有効性・安全性と経済性の点から第三者委員会が評価し、推奨優先順位を付けた医薬品リストのことだ。同種同効果の薬効成分群の中で第1推奨、第2推奨などの推奨優先順位を示し、医師に適正な薬剤選択を促すための推奨医薬品リストのことだ。

米国では、薬剤給付管理会社（ＰＢＭ会社）が、社外の第三者委員会にフォーミュラリー作成を依頼し、保険者に使用を推奨している。保険者は、フォーミュラリーに搭載された医薬品以外は保険償還を行わない。またＰＢＭ会社は、薬局に代わって製薬企業と保険者の間にたって医薬品の価格交渉を行う。多くの薬局チェーンを抱えるＰＢＭ会社は、そのバイイングパワーを背景に大量に安価に薬剤を購入することができる。

最近では、ＰＢＭ会社と薬局チェーン、そして保険者が一体となった、ＰＢＭ会社のビジネスモデルが盛んだ。米国では、医薬品は自由薬価制なので、保険者や薬局によって薬の値段は異なる。また、フォーミュラリーに掲載されるのは後発品が多いため、米国では後発医薬品の普及率が、特許切れ品の9割以上を占めるまでになっている。理由は、先述したように、保険者が採用するフォーミュラリーに掲載された後発医薬品は保険償還されるが、それ以外は自費扱いとなるからだ。

英国でもフォーミュラリーが用いられている。フォーミュラリーは病院フォーミュラリー、診療所フォーミュラリー、病院と診療所のジョイントフォーミュラリーなどがある。フォーミュラリーには、米国と同様に後発医薬品が搭載されることが多い。また、電子カルテ上で、医師にフォーミュラリー医薬品の選択を勧める仕組みもあるので、後発医薬品の普及に貢献している。

我が国でもフォーミュラリーの導入が、大学病院を中心に始まっている。そして、地域フォーミュラリーも一部の地域で始まっている。今後、わが国でもフォーミュラリーをさらに普及させるべきだ。

⑥クローバック制、固定マージン制

ヨーロッパでは、医療機関ではそもそも前述のように疾病別の包括払い制によって、疾病群別に決められた償還がされる。医薬品はその包括償還額の中に含まれているので、薬価差が生じない。

また、完全医薬分業であるので、診療所にも薬価差が生じない。ただ薬局については、保険者が定めた償還額の薬価内で自由取引が行われるので、薬価差が生じる。

しかし、原則薬価差益を是としない考え方から、英国では、クローバック制を採用している。クローバック制とは、新薬の場合、新薬企業の特許品の許容成長率の2％を超えた場合は、薬局は一定額を国庫への返納を行うことになっている。クロ―バック率は、5・63～11・5％

で、薬局の調剤規模が大きいほど、大きくなる。このため薬局における先発品の薬価差はほとんどない。後発品の価格は、市場実勢価格に基づいて四半期ごとに改定を行う。後発品についてはこの価格の中で、薬局には一定の薬局マージンを認めている。

一方、フランスとドイツは、卸や薬局の固定マージン制を採用している。つまり、薬局の薬価差は法律でも認め、固定化されている。フランスでは、卸に対しては工場出荷価格をもとに一定率、一定額のマージンを認めている。

同様に、薬局については、調剤薬局組合と全国疾病金庫保険組合の協定により、薬剤師の報酬確保のための薬局マージンが設定されている。また、後発医薬品について薬局の後発品代替調剤加算や減算、後発品の置き換え率により薬価引き下げや一定期間を経て基準を満たさない場合は一価格帯への移行などを行っている。この一価格帯への移行は、フランス版の参照価格制度ともいわれている。

ドイツでも、卸薬局の固定マージン制が導入されている。卸や薬局の薬価差は、法で固定化されている。卸マージンは、製造業者出荷価格に3・15％の一定率と一定額を与えている。また、薬局マージンも、薬局購入価格に3％の一定率と一定額を付加している。

我が国の薬局においても、特に大手グループ薬局チェーンでは、そのバイイングパワーから卸業者との値引き交渉の結果、多額の薬価差益を得ている。今後は、我が国でも過剰な薬価差益についてはクローバック制で国に返還したり、公定マージン制により一定の範囲内にマージンを押さえたりする必要があるのではないか。

⑦参照価格制

ドイツ、フランスでは、参照価格制が導入されている。ドイツでは、1989年より、参照価格制を導入した。ドイツでは、医薬品を有効成分、作用機序、薬効等の観点から、医薬品をグループ化する。

成分は、同一成分、薬理学的・治療学的に同等、治療学的に同等の3つのレベルの新薬や特許切れ新薬、そして後発医薬品が含まれている。グループ数は、2014年段階で428グループ、全体の医療用医薬品に占める割合は金額ベースで43%、数量ベースで73%という巨大なグループである。参照価格の決め方は、グループに属する最高薬価と最低薬価の下から3分の1を超えない範囲で設定される。

もし、参照価格を超えた医薬品を患者が選ぶと、参照価格との差額分は患者負担となる。この参照価格制度は、後発医薬品への大きな転換をもたらした。副作用としては、後発品への移行が急速に進み、ドイツ国内から先発企業が国外に逃避してしまうくらいの強力さだった。

一方、フランスで2003年に導入された参照価格制度は、ドイツよりもずっと緩和された制度だった。まずグループ化の条件は、後発医薬品の転換が、特許切れのあと1年後で特許切れ品の60%、18か月65%、2年で70%、3年で80%に満たない、いわゆる後発医薬品への転換が進まない医薬品について、参照価格への移行が行われる。このため、成分が同一の特許切れ品とその後発品が対象となる。

ドイツのように、特許の切れていない先発品や類似薬効品も含むという制度ではない。このグループ数は、２０１７年で４０７グループで、金額ベースで全医療用医薬品の18％とその範囲は狭い。参照価格は、特許切れ品の平均価格である。日本で言えば長期収載品を含めた一価格帯という制度とも言える。この価格帯を超えた医薬品を患者が選んだ場合は、その差分は自己負担となる。

日本でもこの参照価格制が、長期収載品において選定療養による自己負担増として始まることになる。具体的には、長期収載品と後発品の薬価差の４分の１を患者負担とする制度だ。選定療養とは、差額ベッド代のように、患者都合で個室を選択するような時に負担する保険外の自己負担分のことだ。

⑧薬剤予算制

薬剤予算制度は、政府が先発医薬品の価格を決める時、企業と先発品の総費用の許容成長レベルをあらかじめ合意して、それを超えた分を製薬企業が国に返還する仕組みである。つまり、国の薬剤予算統制の仕組みだ。

たとえば、英国は基本的には医療機関はすべて税金を財源とする、国営保健サービス（ＮＨＳ：National Health Service）の下に置かれている。

つまり、病院はほとんどが国立病院なのだ。そして、前述したように医療用医薬品については、製薬企業団体とＮＨＳの協定の範囲の中で、企業は薬価を自由に設定し、それがＮＨＳの償還価格となる。この協定は5年ごとに見直される。

たとえば、２０１４年から協定参加企業は、政府が購入する先発品の総費用の許容成長レベルにあらかじめ合意し、それを超えた分を製薬企業がＮＨＳに支払う仕組みが導入された。たとえば、２０１９年から２０２３年の許容成長率は、２％に据え置かれている。これに対して、製薬企業が政府に払い戻す率は、６・６〜９・６％とのことだ。この払い戻しされた資金は、地域に再配分され、各地域のサービスに利用される。なお新薬は、支払対象の売り上げからは免除されている。

⑨スイッチＯＴＣ化

米欧では既存の医療用医薬品を一般用医薬品に転換する、いわゆるスイッチＯＴＣ化が進んでいる。

ＯＴＣとは、Over the Couner の略、薬剤師のカウンターの向こう側で保管する、いわゆる要指導医薬品のことだ。世界保健機構（ＷＨＯ）も推奨する、セルフメディケーションの流れの中で、スイッチＯＴＣが各国で注目を集めている。

セルフメディケーションとは、ＷＨＯの定義によれば「自分自身の健康に責任を持ち、軽度な身体の不調は自分で手当てする」こと。つまり、薬局などで処方せんがなくても購入できる、医療用医薬品と同成分のスイッチＯＴＣ医薬品を活用することで、自分の健康を自分で守ることだ。

スイッチＯＴＣの使用を推奨する政策としては、一定期間、スイッチＯＴＣで治療するように促すことや、市販品として定着したスイッチＯＴＣの、類似した医療用医薬品を保険償還の対象外としたり、あるいは保険償還を引き下げたりすることだ。

我が国でもＯＴＣ化されている湿布薬は、保険償還ではその処方枚数制限がすでに行われている。我が国では、スイッチＯＴＣが２０１７年よりスタートしたが、まだその成分数は87成分と少ない。そして、欧米先進国ですでに承認されているスイッチＯＴＣが、今だに承認されず、スイッチＯＴＣラグを生じている。まず、その承認までの期間短縮とその成分数を増やすことが必要だ。そして、いずれスイッチＯＴＣにスイッチされた医薬品は、保険収載から削除することが必要だ。

⑩成功報酬型償還制度

一方、最近の欧米の薬剤の保険償還でホットな話題は、「成功報酬型保険償還」の仕組みだ。つまり、薬剤が効果を現わしたら、保険償還を行うという方式だ。

米欧では前述したように、医薬品の価格は製薬企業と保険者との交渉で決まる。こうした交渉の中で、成功報酬型の価格設定を行う場合もある。

成功報酬型の保険償還は、特に高額な薬価の製品に多い。たとえば、リンパ性白血病に効果を現わすキムリアは、投与後１か月間に病状が改善した場合に、効果があったとして、薬剤費５２００万円を製薬企業に支払うことになる。また、高脂血症薬のレパーサは、投与された患者が心臓発作や脳卒中となった場合に、効果がなかったとして、製薬企業は領収済の薬剤費64万円を患者に返還する。心不全薬エントレストは、投与後、心不全による入院患者の比率が低下した場合に、効果があったとして薬剤費50万円を製薬企業に支払うことになる。我が国でも、こうした成功報酬型の価格設定を検討してもよいのではないか。

以上、薬価にまつわる制度環境の国際比較を行った。

こうした薬価制度や薬価関連制度は、それぞれの国の医療制度や医薬品政策との在り方とも深く関わっている。

各国の医療制度は、租税方式により医療費をまかなう英国や北欧のような国から、公的保険制度が行きわたったドイツ、フランス、日本のような国、そして、米国のように民間保険を主体とした自由経済の国など様々である。

日本は、これらの国の中でも医薬品政策については、全国一律の公的薬価制度による薬価統制が厳格な国である。おかげで最近の1億円を超える薬価の新薬にも対応し、薬価を一定幅に抑制することに成功している。

しかし、この薬価抑制策により、欧米に比べて薬価水準が最も低い国となっている。このため、日本の新薬市場の魅力が失われ、世界の新薬が上市されない国となり、ドラッグ・ラグが進行する結果ともなっている。そして、いまや医療用医薬品全体の半分を占めるようになった後発品も、低い公定薬価のため採算割れして後発品メーカーは、経営が立ち行かなくなって消え去ろうとしている。

このままでは、日本から新薬も後発品も消えることになる。米欧の薬価制度とその関連制度にもう一度目を向け学び、そして制度改革を行うべきだろう。

〈参考文献〉

内閣府「政策課題分析シリーズ13　調剤・薬剤費の費用構造や動向等に関する分析－薬剤費と医薬品開発－」（2017年8月）

コラム●画期的新薬の価値とは？

筆者には画期的新薬の価値を思い知った経験がある。1980年代の初め、筆者がまだ駆け出しの外科医で旧国立横浜病院にいたころのことだ。当時は、まだ胃潰瘍の治療に、胃の3分の2を切除する広範囲胃切除術を行っていた。若い外科医が最初に胃潰瘍の手術をすると、「初マーゲン」（マーゲンはドイツ語で「胃」）と言って、手術が終わったあと先輩の医師からお祝いをしてもらった頃の話だ。病棟には、胃潰瘍の手術待ちの若い患者が大勢いた。

そんなある日、外科の外来で診察をしていた時のことだ。シンガポールから横浜港に入港した船の船員が、「胃潰瘍に効く薬をシンガポールで貰った。その薬が欲しい」と言う。それが1975年にイギリスで開発された、シメチジンのことだった。まだ、当時は国内では発売されていなかった。

このシメチジンが、商品名タガメットとして、国内で大日本住友製薬から発売されるのが1982年だ。それ以来、良性の胃潰瘍の外科手術が見る見るうちに減っていった。そして、ついに外科の医者が良性の胃潰瘍の手術を行うことはなくなった。このように画期的新薬の出現は、治療法を根本から変える力を持っている。まさに新薬の力と価値を思い知った経験だった。

しかし、こんな経験は、医者であればだれもが経験していることだ。かつて慢性関節リウマチは対症療法しかなく、発症してから10年後には関節変形で身体機能が不自由となり、最後は寝たきりになっていた。それがバイオ医薬品の、インフリキシマブの出現で一変する。まさに慢性関節リウマチの治療革命だ。これによって本人はもちろん、介護をする家族の負担をも軽減し恩恵をもたらした。そして、慢性骨髄性白血病や消化管間質腫瘍などに効果を発揮して、抗がん剤の歴史を塗り替えたイマチニブ、C型ウイルス性肝炎の夢の治療薬ソホスブビルは、これまでの致死的な病から患者を救った。

こうした画期的新薬の価値を正しく評価し、広く国民に行き渡らせるための、たゆまない努力が必要だ。新薬の光を、この世から消してはならない。

武藤正樹（むとう・まさき）

社会福祉法人日本医療伝道会衣笠病院グループ理事。

1949年、神奈川県川崎市出身。1974年新潟大学医学部卒業、1978年新潟大学大学院医科研究科修了後、国立横浜病院にて外科医師として勤務。同病院在籍中厚生省から1986年～1988年までニューヨーク州立大学家庭医療学科に留学。1990年国立療養所村松病院副院長。1994年国立医療・病院管理研究所医療政策研究部長。1995年国立長野病院副院長。2006年より国際医療福祉大学三田病院副院長・同大学大学院医療経営福祉専攻教授、2018年4月より同大学院医学研究科公衆衛生学分野教授。2020年7月より社会福祉法人日本医療伝道会衣笠病院グループ相談役、2023年7月より現職。学術学会としては、日本医療マネジメント学会副理事長、日本ジェネリック医薬品・バイオシミラー学会代表理事など。

著書は、『2025年へのカウントダウン～地域医療構想と地域包括ケアはこうなる～』（医学通信社／2015年）、『2040年医療介護のデッドライン』（医学通信社／2019年）、『新型コロナで医療が変わる』（日本医学出版／2020年）、『医療介護の岩盤規制をぶっとばせ！』（篠原出版新社／2021年）、『コロナで変わるかかりつけ医制度』（ぱる出版／2022年）、『医療・介護DX～コロナデジタル敗戦からＡＩまで～』（日本医学出版／2023年）など多数。

著者連絡先　〒238－8588　神奈川県横須賀市小矢部2－23－1
　社会福祉法人日本医療伝道会衣笠病院グループ　電話：046－852－1182
　メール：muto@kinugasa.or.jp

日本《にほん》から薬《くすり》が消《き》える日《ひ》

2024年６月５日　初版発行

著　者　武　藤　正　樹
発行者　和　田　智　明
発行所　株式会社　ぱる出版

〒160-0011　東京都新宿区若葉１-９-16
03(3353)2835－代表
03(3353)2826－FAX
印刷・製本　中央精版印刷(株)
本書籍に関するお問い合わせ、ご連絡は下記にて承ります。
https://www.pal-pub.jp/contact

ISBN978-4-8272-1451-2 C0034